In kurzer Zeit und ohne großen Aufwand viele Kilos verlieren: Das klingt verlockend, ist aber leider unrealistisch. Das weiß jeder, der sich einmal an einer derart angepriesenen Diät versucht hat. Seit vielen Jahren befasst sich Hans-Peter Hepe mit diesem Phänomen und mit der Frage, warum das Abnehmen so schwer ist. Hepe hat herausgefunden: Die Ursache für Übergewicht sind intensive belastende Gefühle, Selbsthass und Druck. Sie stören den Stoffwechsel, drosseln appetithemmende Botenstoffe und wecken das Hungergefühl. Typische Folge: ein nagender Heißhunger. Hepes Fazit: Chronische negative Emotionen mästen uns!

Im Unterschied zu anderen Diäten macht Hans-Peter Hepe uns nichts vor – der Abbau von belastenden Gefühlen ist nicht einfach. Doch die gute Nachricht ist: Man kann seinen Energiestoffwechsel beruhigen, wenn man selbst gelassener und ruhiger wird. Und dann stellt sich auch der gewünschte Gewichtsverlust ein.

Hans-Peter Hepe, Jahrgang 1958, verheiratet und zwei Söhne, ist Heilpraktiker der Psychotherapie sowie Präventologe und betreibt seit mehr als 15 Jahren systemische Gesundheits-, Persönlichkeits- und Organisationsberatung. Weitere Informationen zu seinen Vorträgen, Lesungen, Workshops und Seminaren finden Sie unter www.simplepower.de.

Hans-Peter Hepe

SCHLANK
AUS EIGENER KRAFT

Der effektive Weg zum
Wohlbefinden

Rowohlt Taschenbuch Verlag

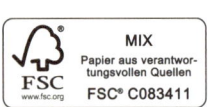

MIX
Papier aus verantwor-
tungsvollen Quellen
FSC® C083411

Das für dieses Buch verwendete Papier ist FSC®-zertifiziert.

Originalausgabe
Veröffentlicht im Rowohlt Taschenbuch Verlag,
Reinbek bei Hamburg, Januar 2016
Copyright © 2016 by Rowohlt Verlag GmbH,
Reinbek bei Hamburg
Mitarbeit und Redaktion Evelin Schultheiß
Umschlaggestaltung ZERO Werbeagentur, München
Umschlagabbildung FinePic, München
Druck und Bindung CPI books GmbH, Leck, Germany
ISBN 978 3 499 63094 1

Ich bin meine Lebensfreude.
Ich bin mein Full-time-Job.
Ich bin mein innerer Schweinehund.
Ich bin meine Emotionen.
Ich bin mein Frustessen.
Ich bin mein Energiestoffwechsel!

INHALT

TEIL II

DIE UNTERSCHÄTZTE KRAFT
DER EMOTIONEN –
Wenn der Energiestoffwechsel
gestört wird
61

ZIVILISATIONSKRANKHEITEN –
Risikofaktor metabolisches Syndrom

200

VORWORT

Die zahlreichen positiven Reaktionen auf mein Buch *Heilung aus eigener Kraft* haben mich zu dem Entschluss gebracht, meinen Ansatz zur Selbstheilung weiter zu vertiefen. Mit *Schlank aus eigener Kraft* möchte ich Ihnen nun eine Methode nahebringen, die Sie in die Lage versetzen soll, wieder der sanfte Herrscher über Ihren Körper zu werden. Ich möchte Sie dabei unterstützen, den nicht ganz einfachen, aber alles andere als aussichtslosen Kampf gegen überzählige Pfunde zu gewinnen – und zwar dauerhaft und nachhaltig. Ich möchte Ihnen helfen, ein im Wortsinn unbeschwertes, vor allem aber gesundheitlich selbstbestimmtes Leben führen zu können.

Seit vielen Jahren befasse ich mich im Rahmen meiner Arbeit als Heilpraktiker der Psychotherapie und als Präventologe intensiv mit der Frage, warum das Abnehmen vielen Menschen so unendlich schwer fällt. Man verliert das Zuviel an Pfunden meist nur langsam, Disziplin und Verzicht geben dabei den Ton an. Man hat die Fettpolster aber genauso schnell, wenn nicht schneller wieder angefuttert, oft verbunden mit dem fatalen Ergebnis, dass jetzt das Gewicht sogar noch gesteigert ist. Muss das so sein? Müssen wir uns diesem vielzitierten Jo-Jo-Effekt geschlagen geben? Oder gibt es womöglich gewichtige Gründe und Ursachen, die erklären können, weshalb viele der Methoden zur Gewichtsreduktion immer wieder zum Scheitern verurteilt sind?

Diesen Fragen möchte ich nachgehen und sie, soweit es nach heutigem Wissensstand möglich ist, für Sie beantworten. Keineswegs um damit dem derzeit vorherrschenden Schlankheitswahn oder Gesundheitskult zusätzliches Futter zu liefern – im Gegenteil: Ich möchte Ihnen einen mittlerweile vielfach erprobten Weg aufzeigen, auf dem Sie in Eigenverantwortung und Selbstbestimmung ein stabiles niedrigeres und gesünderes Körpergewicht erreichen und Ihre Wunschfigur genießen können. Einen Weg, den bislang alle Teilnehmer meiner Seminare erfolgreich zurücklegen konnten. Insofern möchte ich mit *Schlank aus eigener Kraft* in erster Linie denjenigen Mut machen, die ihre Wunschfigur endlich leben möchten. Lassen Sie sich auf meine Ausführungen ein und entscheiden Sie dann selbst, ob Sie meiner Methode folgen möchten.

Seit drei Jahren ist das von mir entwickelte biopsychosoziale Ernährungskonzept Regus lipo auf dem Markt. Dass dieses Programm zur Gewichtsreduktion ein solcher Erfolg werden würde, hatte ich so nicht erwartet. Dass es funktioniert, erlebe ich jedoch laufend an den Besuchern meiner Ernährungsberatung. Die positiven Erfahrungen meiner Klienten, die mit Hilfe von Regus lipo abgenommen oder Diabetes mellitus, Bluthochdruck, Arteriosklerose, Fettstoffwechselstörungen und vieles mehr in den Griff bekommen haben, sprechen hier Bände. Aber auch Therapeuten, die die Methode einsetzen, berichten mir Positives: «Wer sich als Therapeut erst einmal mit dem Regus-lipo-Ernährungskonzept auseinandergesetzt und sich auch darauf eingelassen hat», schrieb mir ein Kollege, «wird meist schnell die günstigen Effekte erfahren haben.» Dabei geht es nicht nur um das Abnehmen. Entscheidend bei Regus lipo ist, dass mit dieser Ernährungsumstellung krankhafte Stoffwechselwerte verbessert und damit die Gesundheitsrisiken bei Übergewichtigen gemindert werden. Das ist der gesundheitlich relevante Unterschied zwischen Regus lipo und den herkömmlich empfohlenen kohlenhydratarmen Ernährungsweisen.

Es war auch der überraschende Erfolg des Programms, der die Idee für dieses Buch hat entstehen lassen. Denn was kann realitätsnäher und praxisorientierter sein als Erfahrungen, Tipps und Ergebnisse von den Menschen, die diese Methode in ihren Alltag einbinden und damit für sich einen nachhaltig wirkenden Weg gefunden haben? An dieser Stelle möchte ich mich bei all jenen bedanken, die, wissentlich oder nicht, zur Entstehung dieses Buches beigetragen haben.

Ein wichtiger Hinweis noch vorweg: Ich gebe Ihnen in diesem Buch Anregungen zur Arbeit mit Ihren belastenden Emotionen und Empfehlungen für eine Ernährungsumstellung. Das ersetzt nicht ein Gespräch mit Ihrem Arzt oder Apotheker. Wenn Sie stark übergewichtig sind und an einer Folgeerkrankung wie Diabetes mellitus, Bluthochdruck, einer Fettleber oder Gicht leiden, wenden Sie sich bitte für eine Diagnose und Therapie an Ihren behandelnden Arzt.

Ich wünsche Ihnen viel Erfolg für das Erreichen Ihres Ziels. Es geht um mehr als nur die äußere Erscheinung. Es geht um Ihre gesundheitliche Stabilität, die Sie brauchen, um die Belastung, die unser Alltag unvermeidlich mit sich bringt, durch die notwendige innere Entspannung immer aufs Neue in eine Balance zu bringen.

Ihr Hans-Peter Hepe
Hamburg, im September 2015

VORWORT
VON CHRISTA PIETSCH

Ich gehöre zu den Menschen, die sich lange Zeit mit dem Thema Übergewicht mehr oder weniger intensiv auseinandergesetzt haben. Ich kenne einige Diäten, vor allem kenne ich aber das fiese Gefühl, das einen überkommt, wenn die Hose schon wieder kneift oder endgültig zu klein ist.

Jahrzehntelang schlug ich mich mit zu viel Gewicht herum. Schon als Kind stark übergewichtig, schämte ich mich, wenn andere über mich tuschelten. Auch das Gefühl der Enttäuschung, wenn ich eine Diät nicht durchhielt, war dauernder Begleiter. Mein Übergewicht war mein Versagen auf allen Ebenen.

Vor zwei Jahren lernte ich den Autor dieses Buches, Hans-Peter Hepe, kennen. Seine Arbeit, seine Forschung und sein Wissen haben mich tief beeindruckt. Mit seiner liebevollen Unterstützung konnte ich viele Blockaden positiv auflösen. Dann durfte ich seine neue Methode, Regus lipo – Schlank aus eigener Kraft, ausprobieren. Ich war skeptisch, und die Umsetzung war nicht wirklich leicht.

Ich musste aus meiner bequemen Haltung herausgehen, lernte viel über Lebensmittel und über die Zubereitung von frischem, gesundem Essen und begriff, warum ich Essen so lange als Trostmittel gebraucht hatte. Das wöchentliche Coaching half mir, meine alten Verhaltensmuster zu verstehen und mich von ihnen zu befreien.

In drei Monaten habe ich 20 Kilogramm Gewicht verloren und

ein neues, schönes Lebensgefühl gewonnen. Und beides halte ich! Diese tiefen Glücksmomente, wenn ich mich im Spiegel betrachte oder in der Umkleidekabine mühelos in Traumkleidergrößen passe, sind unbeschreiblich.

Meine Familie, meine Freunde und meine Kunden waren fasziniert von meiner neuen Figur und der Regus-lipo-Methode! Einige davon wollten sie auch ausprobieren – und so entstand die Idee! Heute, nach zwei Aus- und Weiterbildungsjahren, bin ich selbst zum Coach geworden und durfte schon viele Menschen auf ihrem Weg, schlank aus eigener Kraft zu werden, begleiten.

Ich bin Hans-Peter Hepe aus tiefstem Herzen dankbar für mein neues, schlankes Leben.

Christa Pietsch
Ernährungs- und Lebensberaterin

EINLEITUNG

ALLES NUR EINE FRAGE
DES WILLENS?

Wir alle kennen sie, die gut gemeinten Ratschläge für ein gesundes Leben: Uns wird nahegelegt, Übergewicht zu vermeiden respektive abzubauen sowie auf Nikotin ganz und auf Alkohol so weit wie nur möglich zu verzichten. Dafür sollen wir viel Obst und Gemüse essen und uns vor allem regelmäßig und in ausreichendem Maße bewegen. Keinem dieser Ratschläge ist natürlich ernsthaft zu widersprechen. Sie alle sind grundsätzlich richtig und angesichts besorgniserregender Zahlen zu den sogenannten Zivilisationskrankheiten auch berechtigt. Ob sie im Einzelfall immer genau richtig platziert sind und den Kern des Problems treffen, ist eine ganz andere Frage. Und um eben diese Frage geht es mir hier.

Warum fällt es Menschen offensichtlich so schwer, die im Grunde so einfachen Regeln für eine gesunde Lebensweise zu beherzigen? Denn nach Erhebungen des Statistischen Bundesamtes bringt in Deutschland jeder zweite Erwachsene zu viel Gewicht auf die Waage: Immerhin 60 Prozent der Männer und 43 Prozent der Frauen wurden im Jahr 2009 nach dem sogenannten Body-Mass-Index (BMI) als übergewichtig eingestuft.

Weshalb also greifen die vernünftigen Ratschläge ganz offenkundig nicht? Warum muss die Weltgesundheitsorganisation sogar die Alarmglocke läuten und vor einer weltweit epidemie-artigen Ausbreitung der Zivilisationskrankheit Übergewicht warnen? Und davor, dass nicht die geringste Aussicht auf eine Wende besteht: Für das laufende Jahr 2015 ist nach Prognosen mit weltweit 2,3 Milliarden übergewichtigen und rund 700 Millionen stark übergewichtigen, sogenannten adipösen Menschen zu rechnen.

Wie lassen sich diese höchst bedenklichen Zahlen erklären? Und gibt es nicht doch irgendwo einen Weg, diesem Phänomen effektiver zu begegnen? Gelingt es uns, umzudenken und den Vormarsch der Zivilisationskrankheiten zu stoppen? Die in der Vergangenheit heftig geschwungene moralische Keule «Iss weniger und beweg dich mehr» hat uns jedenfalls nicht wirklich weitergebracht. Im Gegenteil: Die Ignoranz und Herablassung, denen Übergewichtige immer noch leider auch bei vielen Ärzten begegnen, haben sicher zur Verfestigung des Problems beigetragen.

Um aus der Endlosschleife von stigmatisierenden Erklärungen und Vorurteilen aufseiten der wohlmeinenden Ratgeber und dem Gefühl des Versagens und Ausgegrenzt-Werdens aufseiten der Betroffenen endlich herauszukommen, schlage ich eine Erweiterung der Perspektive vor. Eine Erweiterung, die das gesamte evolutionäre Erbe des Menschen mit in den Blick nimmt. Denn wir alle stehen vor dem prinzipiellen Problem, dass unsere uralte Biologie hoffnungslos abgehängt wurde von unserer immer schneller fortschreitenden Entwicklung in Wissenschaft und Technik. Oder umgekehrt ausgedrückt: Unser bis heute erreichter technologischer und kultureller Stand hat mit dem, was unsere Körperbiologie als Überlebensmuster immer noch programmiert hat, kaum mehr etwas zu tun. Längst ist zum Beispiel unsere Ernährung völlig losgelöst von unserer biologischen Konditionierung auf Bewegung. Wir müssen nicht mehr auf die Jagd gehen oder

Beeren sammeln, um unser Essen zu sichern. Heutzutage müssen wir – bildlich gesprochen – nur noch die Hand ausstrecken, um satt zu werden. Bewegung spielt für unsere Nahrungsbeschaffung, für unser Überleben keine Rolle mehr. Bewegen müssen wir uns «nur noch», um gesund zu bleiben.

Diese Entkopplung der evolutionären Anlagen von unserer derzeitigen Lebensweise hat das Risiko, dass es zu Störungen in unserem Körper, unserer Seele, unserem Denken kommt, entsprechend groß werden lassen. Deswegen ist es so wichtig, die komplexen Zusammenhänge zu erkennen, die zwischen der Millionen Jahre alten Biologie des Menschen einerseits und seinen sozialen Umfeld- und Umweltbedingungen und seinem Denken, Fühlen und Handeln, kurz seinem Verhalten, andererseits bestehen. Erst diese integrierende Sichtweise ermöglicht uns, das größte Gesundheitsproblem unserer Zeit, Übergewicht und Fettleibigkeit (Adipositas), als das zu erkennen, was es ist: eine psychosomatische Erkrankung!

Seit etlichen Jahren schon gehört zu meinen Schwerpunkten die Arbeit mit Übergewichtigen. Ich bin immer wieder beeindruckt von den persönlichen Schicksalen, aber auch von der Stärke meiner Klienten und der Ausdauer, die sie aufbringen, um sich mitunter über Jahrzehnte hinweg mit dem Problem des Übergewichts auseinanderzusetzen. Sucht man einen gemeinsamen Nenner, auf den ihre Geschichten zu bringen wären, landet man bei der Feststellung: Ursache ihrer Essstörung sind durchgängig intensive belastende Emotionen, die assoziiert sind mit Selbsthass und Druck auf sich selbst, sowie dysfunktionale Bewältigungsstrategien, die den Energiestoffwechsel in vielen Jahren Leidensgeschichte völlig aus dem Takt gebracht und ihn im wahrsten Sinne des Wortes abgewirtschaftet haben. Durch chronische emotionale Anspannung ist der Energiestoffwechsel in einen Mechanismus aus Vermeidung, Unterwerfung oder Überkompensation geraten. In der Folge kämpft jede einzelne Zelle ums Überleben und verlangt in Erwartung schlechter Zeiten schon einmal nach Energiereserven, die der Körper dann aber tatsächlich gar nicht verbraucht.

So paradox es klingen mag: Der Energiestoffwechsel von Übergewichtigen ist nicht gelähmt, wie viele glauben, sondern läuft im Gegenteil auf Hochtouren – dies allerdings in komplett falscher Weise!

In Stresssituationen ist unser Körper besonders aktiv und verbraucht zunächst viele Kalorien, weil alle Funktionen auf erfolgreiche Stressbewältigung ausgerichtet sind. Entwickelt sich jedoch emotionale Anspannung zu einer Dauerbelastung, schlagen unsere Hormone Kapriolen. Sie fordern eine vermehrte Nahrungsaufnahme, indem sie appetithemmende Botenstoffe drosseln, dadurch das Hungergefühl wecken und die Insulinausschüttung fördern. Die typische Folge ist ein nagender Heißhunger, der stärker ist als jede Vernunft und jeder gute Vorsatz. Manchmal ist er so stark, dass er direkt vor dem Kühlschrank oder gleich im Supermarkt gebändigt werden muss.

Das ist der Beginn von emotionalem Essen und einer Nahrungsaufnahme, die ganz ohne Verwertung auf den Hüften landet, wo sie die ungeliebten Fettpolster bildet. Und Fettzellen sind wahre Speichermonster, sie nehmen überflüssige Energie aus dem Blut auf und speichern sie für den emotional erwarteten Ernstfall – gegebenenfalls bis zum Tod. Das bedeutet im Klartext: Chronisch negative Emotionen mästen uns! Und jeder noch so perfekt ausgearbeitete Diätplan ist von vornherein zum Scheitern verurteilt.

Tatsächlich aber geht die übergroße Mehrheit der Übergewichtigen davon aus, dass ihr gestörtes Essverhalten hauptsächlich eine Reaktion auf äußere Ereignisse und Erschütterungen ist und dass die notwendige Verhaltensänderung einer intensiven

Willensanstrengung bedarf, zu der sie schlicht nicht in der Lage sind. In den Augen der anderen zu versagen, erscheint ihnen dabei fast als die größte Kränkung. Doch das eigentliche Problem, das sie gerade noch eine Extraportion Schokolade oder Pizza verschlingen lässt, besteht darin, dass sie meinen, ihren eigenen Ansprüchen nicht gerecht zu werden!

Die moralische Verurteilung von Übergewicht stellt mit die größte Hürde im Kampf gegen die überschüssigen Pfunde dar. Es ist nicht der mangelnde Wille, weniger zu essen oder sich mehr zu bewegen, sondern eine starke Betroffenheit, ein emotionaler Dauerstress, der den Energiestoffwechsel im Laufe der Zeit in die Knie gezwungen und so einen Teufelskreis in Gang gesetzt hat. Wer viel zu viel wiegt, der hat, so lässt sich mit Bestimmtheit sagen, über viele Jahre seine Emotionen unterdrückt, verneint oder verleugnet und sich der Gefangenschaft des Frustessens, des emotionalen Essens gebeugt – oder sich den sozialen Umständen angepasst.

Wenn Sie seit vielen Jahren an Übergewicht leiden, dann wissen Sie selbst, wie Ihre Antwort lautet. Emotionen sorgen nicht nur für unser psychisches Wohlbefinden, sondern können genauso gut eine Herausforderung bedeuten für jeden, der sie erleidet: Er oder sie muss sich ihnen stellen, sie ertragen und steuern. Doch jahrelange Verdrängung von Emotionen aktiviert nicht nur zentralnervöse Zentren, unseren Energiestoffwechsel und vegetative Körperreaktionen wie Bluthochdruck, sondern ist unter anderem auch Ursache für die Bildung von viszeralem, entzündlich wirkendem Bauchfett. Das wiederum kann dazu führen, dass Sie trotz besserer Ernährung und mehr Bewegung kaum abnehmen, Ihr Gewicht sich womöglich sogar permanent weiter erhöht.

Wenn Ihnen diese Situation bekannt vorkommt, dann lesen Sie mein Buch aufmerksam. Es wird Ihnen helfen, diesen Mechanismus, den viele als Gefangenschaft erleben, aus eigener Kraft zu beenden und Ihren Körper selbständig in einen ausgeglichenen Energiestoffwechsel zurückfinden zu lassen.

Was Sie erwartet

Im **ersten Teil** des Buches möchte ich Ihnen vermitteln, dass wir einen deutlich größeren Einfluss auf unser Gewicht und unsere Gesundheit haben, als die meisten von uns annehmen. Natürlich ist unsere Biologie ein Zusammenspiel von Genen, Umwelt und Verhalten, und es gibt Krankheiten, bei denen wir keine Chance haben, vorbeugend einzugreifen. Dazu zählen zum Beispiel die Huntington-Krankheit, eine erbliche Erkrankung des Gehirns, oder die Mukoviszidose, eine ebenfalls erblich bedingte Stoffwechselerkrankung. Auch gegen multiple Sklerose, Alzheimer und Parkinson lässt sich präventiv kaum etwas ausrichten.

Anders verhält es sich bei Übergewicht und den oft als Folge davon auftretenden Zivilisationskrankheiten Herzinfarkt, Arteriosklerose oder Hirnschlag, die alle in engem Zusammenhang mit dem Blutdruck stehen. Je niedriger er ist, desto geringer das Erkrankungsrisiko. Da korpulente Menschen aber meist besonders viel Insulin produzieren, wird dadurch der Abbau von ANP, einem blutdrucksenkenden Botenstoff, gefördert und es kommt zur Hypertonie. Auch Altersdiabetes entwickelt sich fast immer durch Übergewicht. Als es in der Nachkriegszeit wenig zu essen und schon gar keine Industrienahrungsmittel gab, war Diabetes als Krankheitsbild kaum verbreitet. Derzeit machen diese Folgekrankheiten von Übergewicht 80 bis 90 Prozent aller Krankheiten aus.

Dass Körper und Seele eine Einheit bilden, gehört zum Allgemeinwissen. Wie stark sie tatsächlich aufeinander wirken, dass Gefühle körperliche Schmerzen und sogar Übergewicht auslösen können, das wissen nur wenige oder wollen nur wenige wissen. Selbst Mediziner hielten dies lange Zeit für unmöglich. Doch Studien der vergangenen Jahre zeigen immer deutlicher, wie eng Körper und Psyche miteinander verbunden sind. Ob Herzinfarkt, Rückenschmerzen oder Übergewicht – die Psyche hat einen immens großen Einfluss auf Erkrankungsrisiken und Heilungsverläufe. Das müssen Ernährungsberater und Ärzte berücksichtigen, wollen sie ihre Patienten gut behandeln. Noch geschieht genau das aber zu selten: Obwohl die Psychosomatik in immer mehr medizinische Disziplinen Einzug hält, irren zu viele Übergewichtige durch das System, weil Ernährungsberater und ihre Diäten nur von körperlichen Ursachen ausgehen und die Seele nicht einbeziehen. Doch Übergewicht ist eine psychosomatische Erkrankung!

Im **zweiten Teil** zeige ich Ihnen, wie negative Emotionen, das Gefühl von Ausgrenzung am Arbeitsplatz, in der Schule oder der Familie, aber auch durch Existenznöte, Monotonie, Einsamkeit, Mobbing, Leistungsdruck und daraus resultierendes Suchtverhalten in Form von Nikotin-, Alkohol- oder Tablettenabhängigkeit, unseren Körper in Alarmstimmung versetzen. Dieser ständige Reiz durch «emotionale Stressoren» überflutet unseren Körper und lässt uns mit angezogener Handbremse auf Hochtouren laufen. Dadurch gerät unser Energiestoffwechsel völlig aus dem Takt – die Folgen sind bekannt.

Erst die Kenntnis *auch* unserer emotionalen Störfelder erlaubt Ihnen, Ihren Körper wieder zu «entstören», sprich den Stoffwechsel wieder in beruhigtere Bahnen zu lenken. Diese emotionalen Störungen, die ursächlich zurückgehen können bis in die Zeit der völligen kindlichen Abhängigkeit, entstehen ganz allgemein gesprochen aus einer Verletzung unseres Bedürfnisses nach Sicherheit und Autonomie. Diese Verletzung kann schließlich all unser Denken und Fühlen samt den entsprechenden biochemischen Prozessen beherrschen. Erst wenn Sie diesen Zusammenhang erkennen und verstehen, ist es Ihnen wieder möglich, Einfluss auf Ihren Körper und damit Ihr Übergewicht zu nehmen und so Ihre Gesundheit und Ihr Wohlbefinden zu fördern.

Im **dritten Teil** finden Sie eine Sammlung von Techniken, die Ihnen in einfacher Weise helfen, Ihre Emotionen besser zu regulieren – auch Jahrzehnte nach der auslösenden tiefen psychischen Verletzung. Sie bieten Ihnen einen Weg, Ihre ganz eigene Vorstellungskraft zu trainieren und zu erschließen. Sie stellen ein Training fürs Ich dar. Durch die Erfahrung, dass es innerlich unendliche Freiheit gibt, dass die in unserem Denken und Fühlen oft als unüberwindbar empfundenen Grenzen gar nicht wirklich existieren, wird der Bewegungsspielraum in unserer Innenwelt und damit auch in der Außenwelt, in unserer Realität im Hier und Jetzt, ganz erheblich erweitert. So erreichen Sie gezielt Veränderungen, die sich auf das vegetative Nervensystem positiv auswirken können und die Ihnen endlich das Leben erlauben, das Sie sich vorgestellt haben.

Wir setzen uns selbst Grenzen, indem wir davon ausgehen, dass unsere Fähigkeiten beschränkt sind. Diese Selbstbegrenzung ist ohne Zweifel insofern sinnvoll, als sie verhindert, dass wir unsere Energien für unerreichbare Illusionen vergeuden. In dem Moment, in dem wir uns allerdings zu viele Fähigkeiten aberkennen, verarmen wir innerlich. Eine Zielsetzung ist es deshalb, das Zuviel an Begrenzung zunächst wenigstens in der Vorstellung fallen zu lassen, um so zu spüren, was möglich sein könnte.

Im **vierten Teil** schließlich erfahren Sie, wie und womit Sie sich ernähren sollten, um erfolgreich abzunehmen und gleichzeitig regulierend auf Ihren Stoffwechsel einzuwirken. Denn nur mit einer ausgeglichenen Stoffwechseltätigkeit wird eine Gewichtsreduktion auch auf Dauer den gewünschten Effekt bringen. Mein Ernährungskonzept Regus lipo, das ich Ihnen vorstellen will, beruht auf einem biopsychosozialen Ansatz. Das bedeutet, die Diät, die im Übrigen nichts mit einer quälenden Hungerkur zu tun hat, ist ein Aspekt neben der ebenso wichtigen emotionsregulierenden Verhaltensänderung.

Im **letzten Teil** gebe ich Ihnen einen Überblick über die entscheidenden Zivilisationskrankheiten, auch als metabolisches Syndrom bezeichnet, die häufig zu Herz-Kreislauf-Erkrankungen führen. Dazu gehören: Übergewicht (Adipositas), ein gestörter Fett- und Cholesterinhaushalt, Bluthochdruck (arterielle Hypertonie) und Diabetes mellitus Typ 2.

Die Kombination dieser vier Teilerkrankungen wird im angloamerikanischen Sprachraum auch «deadly quartet» (tödliches Quartett) genannt – Hauptursache für 49 Prozent aller Todesfälle in Europa.

***

Sein Gewicht zu reduzieren gehört in einer Zeit des Überangebots von Nahrungsmitteln vielleicht zu den wenigen letzten Abenteuern des Lebens und stellt uns vor Herausforderungen, die wir annehmen müssen. Gelingt uns das, können wir viel über uns selbst erfahren und erleben. Gerade für Menschen, die schon seit vielen Jahren immer wieder versuchen abzunehmen und es nicht schaffen, ist das Buch *Schlank aus eigener Kraft* gemacht. Es soll Ihnen eine Hilfe sein, Ihren eigenen emotionalen Dschungel zu lichten, und vor allem eine Anleitung zum Anfangen und zum Durchhalten liefern.

Denn wenn Sie einmal gespürt haben, wie erleichternd der Abbau von belastenden Emotionen für Ihren Körper und Ihre Seele ist, dann werden Sie wissen, dass sich weit mehr verändert hat als nur die Anzeige auf der Waage. Sie werden eine ganz neue Lebensqualität erreichen, die Sie nie mehr missen wollen. Der Abbau von chronischen negativen Emotionen ist beileibe nicht einfach. Doch die gute Nachricht ist: Je gelassener und ruhiger Sie emotional werden, desto mehr wird sich auch Ihr Energiestoffwechsel wieder normalisieren – auch nach Jahren der Fehlfunktion.

Die Idee, die Sie bewegt, hat die Kraft, alle Widrigkeiten zu überwinden. Viele vor Ihnen sind diesen Weg schon gegangen, und ich durfte sie dabei begleiten. Im Einzelnen unterscheiden sich die Wege. Entscheidend ist, dass Sie Ihren ganz eigenen gehen. Die Richtung ist wichtiger als die Geschwindigkeit. Aber ist der Weg erst einmal begonnen, werden Sie Ihr Ziel erreichen. Vertrauen Sie mir.

TEIL I

DIE ANTWORT DES KÖRPERS

Übergewicht als psychosomatische Erkrankung

ES BEGINNT MIT EINER VERLETZUNG

Vor einiger Zeit erreichte mich ein Brief, in dem eine Frau für ihre Schwiegertochter um Hilfe bat. Anna, so der Name der jungen Frau, sei eigentlich eine liebenswerte und begabte junge Frau, die im Grunde ein schönes Leben führen könnte, wäre da nicht ihr Gewichtsproblem: Bei einer Größe von 1,64 Meter wiege sie, so war in dem Brief zu lesen, inzwischen etwa 230 Pfund. Was anfangs hauptsächlich ein ästhetisches Problem gewesen sei, habe sich mittlerweile zum ernsthaften gesundheitlichen Risiko entwickelt. Alle in der Familie hätten miterleben müssen, wie kein einziger der zahlreichen Diätversuche – Nulldiät im Sanatorium, Weight-Watchers, Verhaltenstherapie –, etwas gebracht habe. Im Gegenteil: Sie habe mittlerweile einen Zustand erreicht, in dem ihre Gelenke überstrapaziert seien, sie wegen Kurzatmigkeit kaum noch die Treppen hochkomme, ihre Rückenprobleme sie zum Dauergast beim Orthopäden machten und sie insgesamt in einer Art Dauererschöpfung lebe. Da keiner der aufgesuchten Ärzte sich der jungen Frau und ihres Leidens wirklich annehme, würde sich ihr Zustand immer weiter verschlechtern und damit auch die Lebensqualität für ihren Sohn. Schließlich sei er, der nun wirklich Besseres verdient habe, ebenso Leidtragender dieser im wahrsten Sinne des Wortes belastenden Situation.

Die Ratlosigkeit und das Unverständnis der Absenderin, aber auch die Wut auf ihre disziplinlose Schwiegertochter kamen in dem Brief mehr als deutlich zum Ausdruck. Was, fragte sie, treibe die junge Anna dazu, ihren Körper zu verunstalten und ihre Gesundheit zu ruinieren? Und wie komme sie dazu, ihrem «armen» Sohn so etwas anzutun?

Anna suchte mich also auf, und schon nach kurzer Zeit der gemeinsamen Arbeit wurde für mich klar, dass Annas Mann mit seinen 37 Jahren immer noch stark unter dem Einfluss seiner Mutter stand – wohlgemerkt der Frau, die angeblich so in Sorge um ihre Schwiegertochter war und sich deswegen eigenmächtig um Hilfe für sie bemühte. Diese Frau war ganz offensichtlich das, was man eine ewige Glucke nennt, die es nicht schafft, ihren «Nachwuchs» loszulassen und ihn ein eigenständiges Leben führen zu lassen. Keine Schwiegertochter der Welt hatte eine echte Chance gegen die penetrant fürsorgliche Dominanz dieser Mutter. Alles, was sie für ihren Sohn tat, war gut gemeint und eben deswegen falsch. Aber ihr pausenloses Kümmern und Sorgen machten es schwer, sie zurückzuweisen. Anna selbst als Person spielte in diesem Spiel keine Rolle, sie war nur ein Objekt, das möglichst passen, den Erwartungen entsprechen sollte.

Das aber schaffte die junge Frau nicht und reagierte zum eigenen Schaden mit dem Kampf gegen ihren Körper – statt gegen ihre Schwiegermutter. Sie gab dadurch eine Antwort – still und angepasst – auf eine innerliche Verletzung, die niemals ausgesprochen, niemals Thema war. Und sie gab diese Art von Antwort, weil sie eine ähnlich verletzende Erfahrung in ihrer Kindheit schon einmal machen musste, heute als Ehefrau und Mutter. Sie war in eine Situation geraten, die eine re-traumatisierende Wirkung hatte. Das Heute löste die emotionale Kindheitserinnerung an ihre Eltern aus, die sie auf eine ganz bestimmte Weise haben wollten, und ein damit zusammenhängendes, unbewusstes Muster der Bewältigung.

Kann unter solchen Umständen eine Gewichtsreduktion, sei sie noch so konsequent unter ärztlicher Anleitung durchgeführt, wirklich die Lösung des Problems bringen? Kann es Anna auf die Dauer besser gehen, nur weil sie Pfunde abbaut? Ich kann Ihnen aus eigener Anschauung sagen, dass das bestimmt nicht der Fall ist. Mit Sicherheit würde Anna durch ein stark reduziertes Gewicht, wenn sie es denn über eine reine Diät je erreichen würde, nicht automatisch zu einem anderen Umgang mit sich und ihrer zwischenmenschlichen Situation finden. Den aber muss sie finden, weil sie sich nur so aus ihrem emotionalen Dauerstress, der eigentlichen Ursache ihres Problems, befreien kann. Erst auf dieser Grundlage kann auch eine Diätkur zu einem dauerhaften Erfolg werden.

Noch einmal: Nicht das unkontrollierte Essen hat Anna letztlich dick gemacht. Nein! Es war der über Jahre durch verletzte, verleugnete, verdrängte Emotionen aufgebaute innere Druck, der Anna dazu gebracht hat, ihren Körper über ihr Essverhalten so massiv zu schädigen. Und solange diese Emotionen nicht als ursächlich erkannt und permanent zurückgehalten werden, so lange wird auch Annas einmal gefundene Antwort darauf immer wieder dieselbe sein. Eine emotionale Verletzung, die als Auslöser für Übergewicht wirkt, verschwindet nicht einfach mit den überzähligen Pfunden – nicht einmal vorübergehend.

Dass Übergewicht auf den ersten Blick zu erkennen ist – man braucht dafür keinerlei diagnostisches Wissen –, ist wohl auch mit ein Grund, dass so oft und so schnell darüber geurteilt wird, wobei Verurteilen es wohl besser trifft. Ein stark übergewichtiger Körper verletzt die Norm, besonders in einer Gesellschaft wie unserer, deren Vorstellungen von körperlicher Schönheit einem rigiden Schlankheitsideal entsprechen. Ohne groß nachzudenken, ist dann schnell die Rede von Gefräßigkeit, Maßlosigkeit, Willensschwäche, Verantwortungslosigkeit und ähnlich Verletzendem. Das heißt: Übergewichtige Menschen stoßen auf mehr oder weniger offenes Ressentiment. Die Gesellschaft, aber auch Ärzte, Psychologen oder Krankenkassen – sie alle mögen sich mit diesem «ungeliebten Problem» nicht wirklich beschäftigen. Die Betroffenen tragen also doppelt schwer: an ihrem Körper und an ihrer moralischen Herabsetzung. Dabei signalisiert die Stigmatisierung von Übergewichtigen letztlich nur die Ohnmacht der Beobachter, insbesondere der Helfer, die mit «Gewalt» das zu verändern suchen, was und wie sie selbst niemals sein wollen. Ihre latente Angst vor ihrem Unvermögen, das Problem wirklich zu lösen, wird überdeckt von Ablehnung und Herabwürdigung.

Dass die genannten Abqualifizierungen gelinde gesagt unbedacht und ihrerseits verantwortungslos sind, darüber möchte ich hier nicht weiter sprechen. Das versteht sich von selbst. Dass diese Vorurteile aber dazu beigetragen haben – und es immer noch tun –, den Betroffenen über lange Zeit wirkliche Hilfe zu versagen, darüber muss gesprochen werden. Beginnen wir also mit ein paar wenigen Fakten und Definitionen, um zu klären, wovon wir hier eigentlich sprechen.

Übergewichtigen Menschen wird in aller Regel eine positive Energiebilanz bescheinigt. Sie nehmen, so heißt es, auf die Dauer mehr Kalorien, sprich Energie zu sich, als ihr Körper wirklich benötigt. Der Körper speichert diese überschüssigen Kalorien und lagert sie in Fettzellen ein. Die Folge: Das Fettgewebe wächst, der Mensch nimmt zu. Übergewicht wird also nach zwei Faktoren bestimmt, den auf der Waage angezeigten Pfunden und dem Fettanteil, den der Körper aufweist. Fallen beide Angaben in Relation zur Körpergröße unverhältnismäßig hoch aus, wird von Übergewicht gesprochen. Das gemessene Gewicht allein reicht also zur Bestimmung nicht aus. Extrem durchtrainierte Menschen liegen durch die Schwere ihrer Muskelmasse mit ihrem Gewicht meist auch über dem errechenbaren Sollgewicht.

Bei Übergewichtigen geht das zu hohe Gewicht dagegen auf eine mehr oder weniger extreme Fettanhäufung im Gewebe zurück. Aus diesem Befund wird im Allgemeinen der Schluss gezogen, dass sich die betreffenden Personen über lange Zeit falsch ernährt und zu wenig bewegt, sprich mehr Kalorien aufgenommen als verbraucht haben, was selbst, wenn es zutrifft, kaum etwas erklärt, sondern im besten Fall eine Zustandsbeschreibung ist. Die schwerste Form von Übergewicht ist die Adipositas oder auch Fettleibigkeit.

Es gibt zwar keine einheitliche medizinische Auffassung davon, was das «wünschenswerte» oder «natürliche» Normalgewicht eines Menschen sein könnte. Vielfach wird sogar bezweifelt, dass ein derartiger Wert festgelegt werden sollte. Die Werte für Normal-, Ideal-, Unter- oder Übergewicht werden nach unterschiedlichen Bemessungsformeln ermittelt, laufen am Ende aber doch auf ähnliche Angaben hinaus. Ab welchen Werten eine Person als (krankhaft) übergewichtig bezeichnet werden muss, dazu gibt es auffallend klare und einhellige Auffassungen. Von eindeutigem Übergewicht spricht man dann, wenn das Körpergewicht mehr als 20 Prozent über dem Normalgewicht (errechnet nach Körpergröße in cm minus 100) und der Body-Mass-Index über 30 liegt.

Wenn der BMI vom Normalbereich deutlich nach oben abweicht und wenn zudem der Taillenumfang ein Höchstmaß überschreitet, besteht generell die Gefahr von Übergewicht. In Zahlen ausgedrückt heißt das: Ein BMI über 25 und ein Taillenumfang über 82 cm bei Frauen und über 96 cm bei Männern werden als Risikofaktoren eingestuft. Geringfügige Abweichungen fallen in einen Toleranzbereich und werden von Medizinern nicht als gesundheitsgefährdend eingestuft. Als eindeutig gesundheitsgefährdend hingegen wird starkes Übergewicht eingestuft, gilt es doch als häufigste Ursache von Herz-Kreislauf-Erkrankungen, Diabetes oder orthopädischen Beschwerden. Besteht die Gefahr von derartigen Folgeerkrankungen, ist eine Gewichtsreduktion unbedingt angezeigt. Der richtige Speiseplan und ein intensives Bewegungsprogramm sollen helfen, den Gewichtsabbau einzuleiten, der gleichzeitig nicht nur dazu beiträgt, den Blutzuckerspiegel zu senken, sondern auch den Blutdruck und die Blutfettwerte zu verbessern. Wie stabil ein auf diese Art reduziertes Gewicht allerdings dann zu halten ist, ist eine ganz andere Frage.

Vorsicht vor einseitigen Erklärungen

Betrachtet man die Erfolgsquote herkömmlicher Diäten, sind Zweifel am Sinn solcher Konzepte erlaubt.

Die steigende Zahl von Übergewichtigen in der Bevölkerung spricht ja dafür, dass die gängigen Ratschläge für ein besseres Leben nicht wirklich fruchten. So paradox es klingt, die besorgniserregenden Zahlen legen nahe, dass es Menschen offensichtlich zunehmend schwerfällt, auf Qualität und Quantität in ihrer Ernährung zu achten und sich ausreichend zu bewegen. Aber geht es wirklich nur darum? Viele der Übergewichtigen kennen ja die Spielregeln und verstehen sie auch. Warum also lassen sie sich dennoch nur schwer ermuntern (oder gar auffordern), weniger und gesünder zu essen und sich gleichzeitig mehr zu bewegen, um ihre Energiebilanz wieder auszugleichen? Warum handeln sie «falsch», obwohl sie es besser wissen?

Die Antwort ist so einfach wie schwierig: Das Problem Übergewicht hat eben nichts mit Obst, Joghurt und einem Spaziergang zu tun – jedenfalls nicht in erster Linie. Auch wenn Experten genau das meinen. Denn die meisten ärztlichen Aussagen zu krankhaftem Übergewicht folgen immer noch einem starren «Wenn-dann-Schema», das nicht nur nicht passt, sondern außerdem eine gefährliche methodische Reduktion bedeutet. Fehler in der Prävention, Diagnose, Prognose und Therapie von Übergewicht und Adipositas sind dann die unvermeidliche Folge und heute allenthalben sichtbar!

Der tiefere Grund für die zunehmende Prävalenz von Übergewicht, wie es im Fachjargon heißt, steht, so meine Überzeugung, in einem direkten Zusammenhang mit dem dramatischen Anstieg von psychophysischer und psychosozialer Mehrfachbelastung und Druck in unserem modernen Alltagsleben. Das heißt, die Funktionsstörung Übergewicht ist im Kern viel zu komplex, als dass sie mit einfachen monokausalen Zusammenhängen erklärt werden könnte. Dass Übergewicht *auch* durch zu viel Sitzen und falsche Ernährung zustande kommen oder auf eine genetische Disposition zurückgehen kann, steht dazu nicht im Widerspruch.

Zunächst einmal müssen wir unterscheiden zwischen einer akuten Gewichtszunahme oder -abnahme und der chronischen Form. Akute Gewichtsveränderung hat immer einen bestimmbaren Auslöser, wie etwa einen Tumor oder eine falsche Organfunktion der Bauchspeicheldrüse oder einen entgleisten Hormonspiegel. Dieser Auslöser muss diagnostisch ermittelt werden. Die Gewichtsveränderung hat in diesem Fall vor allem eine Warnfunktion, der unbedingt nachgegangen werden muss.

Chronisches Übergewicht dagegen entsteht allmählich über einen längeren Zeitraum hinweg und hält sich dann hartnäckig – selbst wenn immer wieder Diäten gemacht werden. Diese Form der Gewichtszunahme ist eine ganz eigene Störung. Jahre- oder auch jahrzehntelang bestehendes Übergewicht wird rein körperlich, durch Bewegung und Nahrungsumstellung etwa, nicht zu behandeln sein. Doch die wenigsten denken wohl an die Seele, wenn ihnen die Waage eine erschreckend hohe Zahl anzeigt oder die Hose schon wieder zu eng geworden ist. Eine Studie der DAK ergab, dass lediglich zehn Prozent der Deutschen meinen, dass Übergewicht mit Stress oder Konflikten in Verbindung stehen könne.

Übergewicht erzählt Geschichten

Hört man den Geschichten zu, die übergewichtige Menschen zu erzählen haben, bleibt einem das leidvolle Zusammenspiel von Übergewicht und emotionalem Befinden nicht länger verborgen. So wie zum Beispiel bei der jungen Frau, die nur noch im Essen Trost und Ablenkung von den Folgen ihres Sportunfalls im Schulunterricht fand. Die komplizierten Operationen erzwangen monatelange Krankenhausaufenthalte, in denen sie nicht nur ihre Schmerzen ertragen musste, sondern auch die zunehmende Einsamkeit, in die sie geriet, weil ihre Freunde sie immer seltener besuchten. Die soziale Isolation, die Eintönigkeit des Krankenhausalltags, die in jeder Hinsicht eingeschränkten Bewegungsmöglichkeiten waren mit der «Belohnung» Essen noch am besten zu kompensieren. Es war ein schleichender Prozess, sie schaufelte immer mehr in sich hinein und kehrte als Dicke an ihre Schule zurück. Die Reaktionen der anderen ließen nicht auf sich warten. Häme, Ablehnung und Abwendung waren an der Tagesordnung. Sie habe eben diesen Unfall gehabt – diese Standarderklärung diente ihr als hilflose Entschuldigung.

Auch in der Folgezeit, als sie längst wieder in ihren normalen Alltag zurückgekehrt war, stieg ihr Gewicht weiter an. Natürlich haben ihre Eltern versucht, auf sie einzuwirken. Je mehr jedoch auf sie eingeredet wurde, desto mehr hat sie, wie sie selbst es ausdrückte, «zugemacht», nach dem Motto: Die können alles andere für mich regeln, beim Essen erhalte ich mir meine Autonomie. Ein paar Jahre später konnte sie nur noch unter allergrößten Schwierigkeiten die Wohnung verlassen und musste ihren inzwischen ausgeübten Beruf aufgeben, bis sie schließlich gar nichts mehr machte außer zu essen, noch mehr zu vereinsamen und das bittersüße Gefühl zu pflegen, unzulänglich zu sein. Um sich dann noch intensiver vor sich selbst zu schämen und noch mehr zu essen.

Die Ärzte, die sie konsultierte, rieten irgendwann übereinstimmend, nachdem keine andere Therapieform mehr aussichtsreich schien, zum Dünndarmbypass. Diese Intervention, die wenigstens nach offizieller Meinung nur dann zu wählen ist, wenn keine andere Behandlung mehr hilft, stellt einen irreversiblen Eingriff an einem an sich gesunden Organ dar. Der Eingriff ist nicht nur sehr risikoreich, sondern geht zudem häufig mit einem chronisch werdenden Vitamin- und Nährstoffmangel einher, der lebenslang medikamentös ausgeglichen werden muss.

Aus Unwissenheit, Verdrängung und Scham oder einer Mischung aus allem plagen sich viele über Jahre mit ihrem Übergewicht, kehren im Wechsel bei Ärzten, Heilpraktikern, Ernährungsberatern oder Fitness-Coachs ein, lassen sich operieren, spritzen, belehren, antreiben und ersetzen so den einen Teufelskreis durch einen anderen.

Dabei ist das Problem von Übergewichtigen in den seltensten Fällen der Darm oder der Magen. Wie bei der jungen Frau ist es oft die Seele, die großen Bedarf an Zuwendung und Unterstützung hat. Da wir aber wahre Meister der Verdrängung und Verleugnung sind, konzentrieren wir uns lieber auf unseren «außer Kontrolle» geratenen Körper. Wenn wir uns stattdessen mindestens ebenso intensiv mit den Verletzungen unserer Seele beschäftigen würden, wäre die Chance groß, sanft und effektiv zugleich abzunehmen. Auf eine verträgliche Art könnte der gestörte Energiestoffwechsel dauerhaft regeneriert, könnten die gesamten Körperfunktionen wieder in ruhige Bahnen zurückgeführt werden. Begleitet oder auch angestoßen von einer emotionalen Befreiung, die den entstandenen inneren Druck allmählich abbaut, würde dieser Prozess dabei helfen, die körperlich verfestigte, letztlich aber auf emotionaler Ebene entstandene Störung wirklich zu überwinden.

Um Übergewicht wirklich verstehen und erfolgreich behandeln zu können, müssen wir uns mit den Wechselwirkungen des Körpers und der Seele und des Geistes beschäftigen. In dieser Einheit wirken biologische und psychologische Faktoren aufeinander ein und sind manchmal nur noch schwer voneinander unterscheidbar. Also sollten wir auch den biologischen, psychologischen und sozialen Faktoren und ihrem Einfluss auf Entstehung und Verlauf der Störung nachgehen und ein entsprechendes Behandlungskonzept daraus entwickeln. Das bedeutet, dass wir den ganzen Menschen ins Zentrum rücken, den Menschen als biopsychosoziale Einheit.

Die schnellen Signale des Körpers

Wir fassen Übergewicht also als psychosomatische Reaktion auf. Von einer psychosomatischen Erkrankung im engeren Sinne spricht man bei organischen respektive Gewebsschädigungen, deren Entstehung, Verlauf und Folgen von psychischen und/oder sozialen Faktoren wesentlich mitbeeinflusst werden. Welche Krankheitsbilder im Einzelnen als psychosomatisch aufgefasst werden, darüber gibt es unter Fachleuten aber immer noch unterschiedliche Auffassungen.

Wichtig ist mir in diesem Zusammenhang, zu betonen, dass es bei diesen Erkrankungen in besonderem Maße um unseren Körper als *Mitgestalter* von psychischen Prozessen geht. Dem wird in der heutigen akademisch-wissenschaftlichen Psychologie eher zu wenig Beachtung geschenkt! Hier stehen Stress erzeugende Stimmungen, Emotionen und unbewusste Bedürfnisse im Fokus, die körperlichen Reaktionen daraus bleiben therapeutisch so gut wie ausgeblendet.

Diese Einseitigkeit zeigt sich auch im häufig vergeblichen Kampf gegen Übergewicht. Warum fällt es so schwer, zu begreifen, dass ein Mensch, dessen Körper ein Leben lang in ein unsicher-ambivalentes Übergewicht gewachsen ist, schlicht nicht in der Lage ist, ausschließlich mit Willenskraft zu körperlichen Normalmaßen zurückzufinden? Woher kommt die Vorstellung, dass das Gehirn als oberste Kommandozentrale seine Arbeit verrichtet, ohne mit dem, was abwärts vom Hals daran befestigt ist, zu kooperieren?

Wir wissen, dass in einer Gefahrensituation immer und zuerst der Körper reagiert. Schon der Steinzeitmensch kannte Stress, zum Beispiel wenn er vom Säbelzahntiger bedroht wurde. Doch was tat er? Entweder er hat gekämpft oder, was wahrscheinlicher ist, er ist geflüchtet und um sein Leben gerannt, oder aber er hat sich versteckt und totgestellt, in der Hoffnung, das hungrige Raubtier bemerke ihn nicht. Der moderne Mensch ist zwar ganz anderen Stressoren ausgesetzt, dennoch schaltet unser Körper in Drucksituationen unverändert seine Millionen Jahre alten Notfallprogramme ein: Bei Stress wird in 200 Millisekunden mit Hilfe des sogenannten Katabolismus, einer Form des Energiestoffwechsels, ein biochemischer Cocktail angerührt und im gesamten Körper verteilt, um die Kampf-oder-Flucht-Reaktion oder den Totstellreflex auszulösen.

Die Funktionen des Körpers werden ganz allgemein gesagt der Bedrohung angepasst: Das Herz schlägt schneller, der Blutdruck steigt, die Atmung beschleunigt sich, wodurch der Körper, insbesondere die Muskulatur, mit viel Sauerstoff für die Energieerzeugung versorgt wird. Der ganze Körper gerät unter Druck, um schnelle Energie zu erhalten. Auch die gesamte Aufmerksamkeit ist auf die Gefahrensituation gerichtet, sämtliche anderen energieverbrauchenden Körperprozesse wie zum Beispiel die Verdauung sind unterdrückt, da sie bei der Bewältigung der Stresssituation eher hinderlich sind.

Das alles – und es geht hier um komplizierte chemische Prozesse – macht unser Körper von allein, ohne jegliches Zutun unserer hochgeschätzten Intelligenz und unseres sogenannten freien Willens. Erst zeitversetzt, mit etwa 900 Millisekunden knapp viermal langsamer, kommen psychische Reaktionen zur Geltung, die auf ihre Art um Sicherheit, Geborgenheit und «Überleben» kämpfen.

Wir tun also gut daran, uns mit der Rolle des Körpers und seiner Reaktion auf unser Denken, Fühlen und Handeln zu beschäftigen. Dies ganz besonders im Hinblick auf den Energiestoffwechsel, der einen gravierenden Einfluss auf unsere Stoffwechselprozesse beim Abnehmen hat. Wenn wir erst das Leib-Seele-Problem, um das es ausführlich in Teil II des Buches gehen wird, verstehen, dann verstehen wir auch, dass Übergewicht nicht nur mit Bewegung und Ernährung lösbar ist. Übergewicht ist die Folge von Störungen in der Affektivität des Gemüts, im Antrieb, Denken, Fühlen und Handeln, ausgelöst durch eine Kampf-oder-Flucht-Reaktion des Körpers – und eben nicht in erster Linie die Folge eines fehlgeleiteten Baustoff-Stoffwechsels, den wir mit einem Proteinshake kurzzeitig beeindrucken können.

Dauerbelastung hemmt Fettverbrennung

Das Leben jeder einzelnen Zelle unseres Körpers ist untrennbar mit unzähligen chemischen, permanent ablaufenden Prozessen verbunden, die wir mit dem Begriff Stoffwechsel zusammenfassen. Und Zellen können nur leben und überleben, wenn genügend Energie da ist. Leben setzt Energie voraus. Diese Energie nimmt der Körper unter anderem über Nährstoffe auf, die im Körper in ihre Bestandteile zerlegt werden. Die so für den Körper verwerteten und in verschiedenen Depots gespeicherten Nährstoffe werden im sogenannten katabolen Energiestoffwechsel weiter chemisch abgebaut, wodurch die Energie, die für die verschiedenen zellulären Prozesse sowie körperlichen und seelischen Aktivitäten erforderlich ist, geliefert wird.

Im anabolen Baustoff-Stoffwechsel werden hingegen wichtige Verbindungen wie Nukleinsäuren, Proteine, Glukose und Fettsäuren aufgebaut. Jede einzelne Zelle in unserem Körper ist also in der Lage, Speicherstoffe wie Zucker und Fette abzubauen, um Energie zu erzeugen (Katabolismus) und Speicherstoffe für den Baustoff (Anabolismus) wieder aufzubauen. Für ein Gleichgewicht kataboler und anaboler Stoffwechselprozesse sorgt der Energielieferant Adenosintriphosphat (ATP).

Hauptaufgabe des ATP ist es, Energie zu speichern und im Bedarfsfall wieder abzugeben. Das ATP hat also gewissermaßen die Funktion eines «Akkus» der Zelle. Die ATP-Speicher reichen allerdings nur für eine fünf Sekunden dauernde Belastung aus, was in etwa drei Muskelkontraktionen entspricht. Da dieser Energielieferant also nicht wie etwa Fettsäuren in Fettdepots massenhaft gespeichert werden kann, muss er ständig resynthetisiert werden. Die Energie, die bei dem ständigen Auf- und Abbau von ATP anfällt, wird in Form von Wärme freigesetzt und trägt damit zur Aufrechterhaltung unserer Körpertemperatur bei. Auf der rein biologischen Ebene sind emotionale Belastungen mit körperlicher Leistung vergleichbar, das heißt, auch hierbei muss der Körper stetig ATP resynthetisieren.

Jegliche körperliche Aktivität, die über die Aufrechthaltung des Grundumsatzes von ATP hinausgeht, wie zum Beispiel kurze oder hochintensive Muskelaktivitäten oder eben auch belastender emotionaler Stress, ist nur durch eine Steigerung des Umsatzes des Energiestoffwechsels möglich. Mit anderen Worten: Um die vitalen Funktionen in jeder Lebenslage zu gewährleisten, sind mehrere gestaffelte Energieerzeugungssysteme hintereinander aufgereiht. Zuerst erfolgt die Kreatinphosphat-Spaltung, die für eine blitzschnelle Energie für maximal 25 Sekunden reicht. Dann folgt die Glykolyse, in der Energie durch Vergärung von Zucker produziert wird, ohne Beteiligung von Sauerstoff. Das ist wichtig zu verstehen, da Fettsäuren nur mit Sauerstoff verarbeitet werden können. Die Glykolyse ist die schnellste, aber nicht die effektivste Form der Energiegewinnung und kann von unserem Stoffwechsel etwa acht Minuten aufrechterhalten werden. Dann kommt langsam die Verbrennung von Zucker (Glukoseoxidation) in Gang, die knapp 60 Minuten sehr intensiv in die Energieproduktion eingebunden ist. Diese Stoffwechselprozesse greifen zwar ineinander, aber bis hierher ist die Energiegewinnung aus unseren Fettreserven mit nur knapp 5 bis 10 Prozent beteiligt.

Bei einem Kraftsportler wie zum Beispiel einem Gewichtheber, der für kurze Zeit höchste Energieleistung braucht, werden die ersten zwei Stoffwechselwege, die Kreatinphosphat-Spaltung und Glykolyse ohne Sauerstoff, verstärkt genutzt, und die Glukoseoxidation, also die Verbrennung, läuft nur am Rande mit. Der Abbau von Fettsäuren kommt erst gar nicht richtig in Gang. Im Gegensatz zum Kraftsportler nimmt beim Ausdauersportler nach den ersten Stoffwechselprozessen der Anteil der Energiegewinnung aus der Glykolyse und Glukoseverbrennung drastisch ab und wird zum größten Teil aus Fettspeichern ausgeglichen. Im Ausdauersport reicht Glukose als alleinige Energiequelle nicht aus.

Wird die Belastung, der Stress dauerhaft, kommt es zu einer Stoffwechselresistenz (Widerstandsfähigkeit) oder auch Gewöhnung gegenüber dem Stressor. Eine weitreichende Stoffwechselverschiebung oder -entgleisung ist die Folge. Der Energiestoffwechsel handelt nach dem LI-FO-Prinzip (Last in – First out), was zuletzt an Energie hereinkam, geht als Erstes wieder raus – wie bei Schüttgütern, die nur wieder von oben abgetragen werden können. Schnelle Energien wie Kohlenhydrate sind jetzt von größter Bedeutung für den Stoffwechsel. Die Heißhungerattacken nehmen zu, der Fettabbau kommt zum Erliegen.

Lange Zeit dachte man, dass es große Erlebnisse sein müssten, die eine Person aus der Bahn werfen und chronischen Stress auslösen, etwa Todesfälle, schwere Krankheiten, tiefgreifende soziale Konflikte usw. Heute wissen wir es besser. Neben den individuellen Traumata, wie in den zu Beginn des Kapitels aufgeführten Beispielen, sind es vor allem die *daily hassles*, die täglichen kleinen Widrigkeiten des Alltagsstresses, die hier als Dauerbelastung zur Wirkung kommen. Menschen, oft in den Industrienationen, fühlen sich permanent sehr vielen kleinen Stressoren ausgesetzt, werden mit Informationen bombardiert, haben oft viele Dinge auf einmal zu erledigen und werden dazu dann noch angeherrscht, ausgegrenzt oder missachtet. Das erzeugt emotionalen Stress, auf den sich unser Energiestoffwechsel einstellt, resistent wird, wie bei einem Kraftsportler, der ständig seine Belastungswiederholungen übt.

Sie ahnen sicherlich, worauf es hinausläuft: Ein hohes ATP-Niveau aufgrund der alltäglichen Schwierigkeiten und Widrigkeiten und der gewonnenen Resistenz hemmt den Fettabbau, ein niedriges ATP-Niveau aufgrund emotionaler Gelassenheit und Ruhe aktiviert den Fettabbau. Wichtig ist die Erkenntnis, dass die Belastungsintensität und die Belastungsdauer die wichtigsten Stellgrößen sind, mit denen bestimmt wird, welches System der Energiegewinnung dominiert.

Empfinden wir also über lange Zeit emotionalen Stress, pendelt sich unser ATP-Spiegel auf einem höheren Niveau ein, die

Fettverbrennung wird gehemmt und es kommt zu dauerhaftem Übergewicht. Jetzt ist Ihnen sicherlich verständlich geworden, warum wir im emotionalen Stress unsere Fettreserven nicht wirklich abbauen können.

Auf der psychischen Ebene bedeutet zunehmende Resistenz gegenüber dem emotionalen Stress, dass wir uns müde, matt, antriebslos und damit leistungsschwach fühlen, mit Schuldgefühlen (mit oder ohne Grund) kämpfen, über uns, unser Umfeld, die Vergangenheit, die Gegenwart und Zukunft grübeln, unfähig sind zu genießen, uns dabei oft ärgerlich, reizbar oder gar aggressiv zeigen.

Vergessen Sie also das Klischee, dass zu wenig Bewegung und falsche Ernährung, sprich eine positive Energiebilanz, die hauptverantwortlichen Dickmacher sind. Es sind plakativ ausgedrückt nicht nur die Bürojobs, Autos, Rolltreppen, Fertiggerichte und Fastfood, die gut gemeinten Erleichterungen unseres modernen Alltags, die sich an Körper und (damit auch) Seele des modernen Menschen rächen. Es sind im Wesentlichen die psychosozialen Belastungen, denen ein Mensch ausgesetzt ist und die er nicht angemessen verarbeiten kann, die seinen Körper außer Kontrolle geraten lassen.

EMOTIONALES ESSEN ALS ANTWORT

Mittlerweile zählen zwar auch die sogenannten Essstörungen zu den psychosomatischen Erkrankungen. Doch im Gegensatz zur Essbrechsucht oder Magersucht, denen generell ein tiefgehendes seelisches Problem als Ursache attestiert wird, gibt es im Zusammenhang mit Übergewicht immer noch Kontroversen in der Medizin, ob es sich um eine «echte» psychosomatische Erkrankung oder doch um ein biologisch bedingtes Phänomen handelt. Starkes Übergewicht bildet hier die Ausnahme. Denn wie auch bei der Magersucht konnte man in diesen Fällen immer wieder schwerwiegende psychosoziale Belastungen als Mitverursacher feststellen. Das bedeutet aber natürlich keinesfalls im Umkehrschluss, dass man bei jedem Übergewichtigen von einer psychischen Störung ausgehen muss. Wie bei jeder anderen Erkrankung liegen auch hier die unterschiedlichsten und ganz individuell bedingten Ursachenbündel vor.

Viele Übergewichtige sind freundliche, kontaktfreudige Menschen, die ihre Symptomatik niemals als Erkrankung betrachten würden. Im Gegenteil: Das Thema wird gern gemieden oder ganz ignoriert. Eine typische Verhaltensweise, die vielleicht *auch* eine unbewusste Reaktion auf die vorhandenen Vorurteile gegenüber Übergewichtigen darstellt. Auffallend ist, dass sich in der Familiengeschichte nicht selten zeigt, dass eine überbehütende und überbesorgte Mutter im Spiel ist und die Loslösung vom Elternhaus Auslöser für die Essstörung war.

Dazu ein Beispiel aus meiner Praxis: Stellen Sie sich eine Mutter vor, die von Beginn an überängstlich mit ihren beiden Söhnen umgeht. Die zwanghaft versucht, jede nur denkbare Gefahr von ihnen abzuhalten, sie vor allem und jedem beschützt, sie in Watte packt, sodass die Kinder an diesem Übermaß von Schutz und Kontrolle zu ersticken drohen. Die notwendige Fürsorge wandelt sich zum noterzeugenden Druck, den die Kinder aushalten sollen, aber kaum ertragen können. Sie fangen an, innerlich zu vereinsamen, weil sie auf ihre eigenen Empfindungen zu wenig oder gar keine Reaktionen bekommen. Die Mutter, die autistische Züge aufweist, spürt latent, dass sie, anstatt Liebe zu geben, ihren übermächtigen Schutzwillen walten lässt, mit dem sie ihre Söhne emotional vollkommen überfordert. Dafür aber gibt es im Kinderzimmer eine Schublade randvoll mit Süßigkeiten, aus der sich die Jungs jederzeit nehmen dürfen, was und wie viel sie wollen. So lernen sie, was es heißt, negative Gefühle durch Essen versuchsweise zu beseitigen oder zumindest zu besänftigen. Das emotionale Essen wird zur Antwort auf ihre Probleme, und die Weichen für krankhaftes Übergewicht spätestens im Erwachsenenalter sind gestellt.

Unkontrolliertes Essen, das heißt Essen, das hauptsächlich emotional motiviert ist und nicht, um echten Hunger zu stillen, dient als Abwehr von Ängsten, Kränkungen oder Depressionen, ganz allgemein als Überbrückung negativer Empfindungen. Essen, insbesondere jede Form von Süßigkeiten, wird so zum Trostmittel, zur jederzeit greifbaren Möglichkeit, sich selbst zu verwöhnen. Hat jemand diesen Mechanismus erst einmal innerlich verankert, werden negative Emotionen, wie andauernde Belastungssituationen oder schmerzhafte Verlusterlebnisse, eine Trennung vom Partner oder ein Todesfall, höchstwahrscheinlich mit einem gesteigerten Essbedürfnis beantwortet.

Übergewicht muss – man kann es nicht oft genug sagen – multifaktoriell erklärt werden. Frühkindliche pathogene Rollenzuweisungen, ein «gestörtes» Elternhaus, Gewaltstimulierung, materielle Entbehrung usw. sind nur einige Beispiele für mitverursachende Faktoren. Auch pränatale Einflüsse können in diesem Zusammenhang von prägender Wirkung sein. Beziehungsbindung ist ein evolutionärer Mechanismus, den alle Säugetiere haben. Das Tier- oder Menschenbaby baut unbewusst bereits eine pränatale Bindung auf, die das eigene Überleben sichert. Dabei sind die Gefühlsregulationen der Mutter während der Schwangerschaft erste Orientierungs- und Persönlichkeitsmuster, sozusagen die psychische Mitgift für das spätere Temperament, die

Individualisierung und die Art, *wie* mit den Eltern in Beziehung getreten wird.

Eine werdende Mutter zum Beispiel, die überzogene Erwartungen an ihre Schwangerschaft und das Kind hat, weil sie sich davon vielleicht das Ende ihrer Ehekrise erhofft, läuft Gefahr, ihrem Kind ungewollt einen übersteigerten Leistungsanspruch einzupflanzen. Es besteht das Risiko, dass es als Erwachsener von sich selbst immer und grundsätzlich das Beste verlangt, wobei auch das Beste nie gut genug sein wird. Emotionaler Stress wird so zum ständigen Lebensbegleiter.

Oder wenn während der Schwangerschaft das emotionale Verhältnis der Mutter zu ihrem Kind eher kalt, ambivalent, distanziert ist, das Kind von den Eltern als Objekt betrachtet wird, dessen Wert sich erst noch erweisen muss, kann es später zu klammerndem, kontrollierendem, eifersüchtig-misstrauischem Verhalten kommen, das wiederum schwerwiegende Lebenskonflikte auslösen kann. Oder die unsichere Bindung führt später zu extremer Unsicherheit, zu Selbstzweifeln bis hin zu Selbstaggression, eine Art emotionaler Hunger erzeugt permanenten Druck.

Auch Eltern, die ihren Kindern keinerlei Freiraum lassen, sie bestrafen oder bedrohen, wenn sie ihre Erwartungen nicht genau erfüllen, zwingen ihre Kinder in eine belastende Rolle. Diese erkennen schnell, dass sie nur dann in Frieden leben können, wenn sie sich praktisch unsichtbar machen, ihre Emotionen und Eigenbedürfnisse zurückhalten und stattdessen mit großer Einfühlung erspüren, was die Eltern brauchen oder wollen. Kein taugliches Muster, um später ein Leben in emotionaler Gelassenheit führen zu können.

Um keine Missverständnisse aufkommen zu lassen: Dass ich in den Beispielen für frühe kindliche Belastungen in der Hauptsache die Rolle der Mutter erwähne, hat nichts mit einer einseitigen

Sichtweise zu tun, schon gar nichts mit einer einseitigen Schuld-
zuweisung – geht es in diesem Zusammenhang doch um nichts
weniger als um Schuld oder Versagen. Der einfache Grund ist der,
dass die Mutter – vor allem in der frühen Entwicklung – die-
jenige ist, die das Kind nicht nur bildlich gesprochen trägt: in der
Schwangerschaft ohnehin, aber eben oft auch in den ersten Monaten und Jahren nach der Geburt. Die Mutter ist also (immer
noch) Bindungsperson Nummer eins.

Viele Übergewichtige haben in ihrer Kindheit nur «bedingte
Liebe» erfahren. Die Liebe der Mutter oder des Vaters musste
durch Wohlverhalten erkauft werden. Wenn sie die von den Eltern gestellten Bedingungen erfüllt haben, konnten sie unter Umständen Liebe und Geborgenheit bekommen. Später hindert sie
dann ein romantisches Bild von der «schönen Kindheit» daran,
wütend oder traurig darüber zu sein, dass sie ständig zu übertriebenem Wohlverhalten, zu perfekter Anpassung animiert wurden.
Ihr übergewichtiger Körper ist so gesehen ein Symptom für ihre
(für sie negative) Anpassungsleistung.

Wenn die Biologie nicht mehr passt

Was das Körpersignal «Übergewicht» allerdings auch anzeigt, ist,
dass die Kluft zwischen unserer alten Biologie und unseren modernen sozialen Lebensbedingungen immer größer wird und als
wichtiger Grund für das kontinuierliche Fortschreiten der Zivilisationskrankheiten berücksichtigt werden muss. Der Körper
reagiert auf die für unsere moderne Gesellschaft charakteristi-
sche Überfülle von Außenreizen mit Fehlfunktionen als Zeichen

der Überlastung. Die auftretenden Symptome werden allerdings längst nicht immer, schon gar nicht selbstredend mit den Auslösern in Verbindung gebracht – aufseiten der Betroffenen nicht, aber auch nicht aufseiten der Therapeuten. Dabei liefert zur Klärung der Frage, weshalb heutzutage so viele Menschen in ein Essverhalten geraten, durch das sie ihre Gesundheit aufs Spiel setzen, ihren Körper auf Dauer schädigen und dadurch ihr Leben selbst massiv beeinträchtigen, unsere Biologie hilfreiche Ansatzpunkte.

Der biologische Bauplan des Menschen ist Millionen Jahre alt. Unser Gehirn oder Herz-Kreislauf-System funktioniert im Prinzip immer noch so wie bei den ersten Fischen. Gleichzeitig findet unsere Art zu leben heute unter radikal veränderten Bedingungen statt. Allein in den vergangenen 200 Jahren haben wir unsere Umwelt in einem derart rasanten Tempo verändert, dass wir immer größere Mühe haben, uns in unserer Biologie anzupassen. Unser Körper ist mit einer Lebensweise konfrontiert, die mit seinen eigentlichen Funktionen nicht mehr wirklich vereinbar ist.

In Zeiten eines allumfassenden Überflusses müssen wir für unser Überleben nichts weiter tun als auszuwählen. Das zu wählen, was uns für unseren eigenen Schutz und den Erhalt unseres Lebens am passendsten erscheint. Echter körperlicher Einsatz ist dafür nicht mehr erforderlich – jedenfalls nicht im Sinne von Sammeln und Jagen. Unter anderem auf diese energieverbrauchende Aktivität aber ist unser Körper ausgerichtet, genau wie vor Millionen von Jahren schon. Das bedeutet: Mit jedem weiteren Fortschritt wird die bereits bestehende Kluft zwischen unserem biologischen Programm und unserer Umwelt zwangsläufig größer.

Symptomatisch dafür ist, dass in den Industriestaaten die sogenannten Zivilisationskrankheiten Herzinfarkt, Schlaganfall und Krebs die Haupttodesursache bilden. Noch vor 100 Jahren starben die meisten Menschen an einer Infektions- oder parasitären Krankheit, war ihre Gesundheit von umweltbedingten Risikofaktoren abhängig – von mangelnder Hygiene, mangelndem Essen, mangelndem Wissen.

Heute, zu Beginn des 21. Jahrhunderts, ist eine Erkrankung in erster Linie von sozialen und umfeldbedingten Risikofaktoren bestimmt. Dazu zählen Aspekte wie unnatürlicher Lebensrhythmus, fordernde Elternstimmen, unerfüllt hohe Erwartungen, zunehmender Leistungsdruck und Zukunftsängste, Substanzmissbrauch, permanente Online-Präsenz vor allem in sozialen Netzwerken und ganz besonders fehlende emotionale Gelassenheit. Dies alles kann zu Schlafstörungen, Konzentrationsmangel, Müdigkeit und Energiemangel führen, zu Hoffnungslosigkeit, Immun-Abwehrschwäche, Kopfschmerzen, Verlust von Mitgefühl und sozialer Isolierung mit negativer Lebenseinstellung. Damit wiederum verbindet sich das Risiko von Substanzmissbrauch, permanenter Online-Präsenz, zunehmendem Leistungsdruck usw. – der Teufelskreis Dauererschöpfung oder auch Dauerstress ist also geschlossen.

Gestresste Menschen aber, so wissen wir inzwischen, nehmen sehr viel leichter zu als ausgeglichene und entspannte Zeitgenossen – selbst dann, wenn sie sich genauso ernähren wie diese. Denn Stress kann bestimmte Stoffwechselprozesse träge machen. Wissenschaftler der Ohio State University konnten zeigen, dass gestresste Versuchspersonen pro Mahlzeit 100 kcal weniger verbrennen als die entspannten. Hintergrund dieses Phänomens ist, dass Stress und die damit verbundene Stresserregung in unserem Körper über Hormone und Neurotransmitter unseres katabolen Energiestoffwechsels läuft. Dauert die Stressreaktion zu lange an, kann es zu erheblichen Fehlregulationen im Stoffwechsel kommen, die vielen Hausärzten erst einmal ein Rätsel aufgeben. Oft werden dann Begriffe wie vegetative Dystonie, vegetative Erschöpfung usw. zur Beschreibung gebraucht. Letztlich ist das oft die komplizierte Diagnose für schlichte Ratlosigkeit: «Der Patient hat was, ich finde aber nix. Muss wohl am Stress und der Überforderung liegen.» Nicht selten fühlen sich Patienten, die genauer wissen wollen, was das heißt, in die «Psychoecke» gestellt.

Unser biologisches Programm für Nahrung

Auf Videoaufnahmen sieht man Pandabären in aller Regel bei ihrer Lieblingsbeschäftigung, beim Fressen. Kein Wunder: Die Pflanzenfresser sind tatsächlich ganze 14 Stunden am Tag dabei, ihre bevorzugte Nahrung, den Bambus, zu sich zu nehmen. Das müssen sie tun, da die Pflanze sehr nährstoffarm ist und sie deswegen zwischen zehn und zwanzig Kilogramm täglich zum Überleben brauchen. Ein klein wenig Abwechslung im Speiseplan verschaffen sie sich über einige wenige zusätzliche Pflanzen und hie und da auch mal eine Portion Raupen oder andere kleine Wirbeltiere. Die Vorliebe der Pandas für Bambus ist streng genommen keine Vorliebe, sondern gehört zu ihrem angeborenen Verhalten. Das heißt, der Bär hat gar keine andere Wahl.

Ganz im Gegensatz zum Menschen. Der kommt mit dem unterschiedlichsten Nahrungsangebot zurecht, weshalb er auch in fast allen Klimazonen der Erde überleben kann. Sei es in den Polargebieten, in denen es Fleisch, Fisch und nur ganz wenige Früchte gibt, oder in den Tropen, wo ein üppiges Angebot an vitaminreichen Früchten vorherrscht. Der Mensch ist fast überall in der Lage, sich auf die gerade verfügbaren Nahrungsquellen einzustellen. Über die längste Zeit seiner Geschichte ernährte er sich von Fleisch, Fisch, Früchten, Pilzen, Nüssen, Meeresfrüchten und Wurzelknollen, von Pflanzen, Insekten und anderem Getier. Heutzutage hat er eine unglaublich breite Auswahl an gezüchtetem Obst und Gemüse, auch an Fleisch und Fisch, vor allem aber an bereits fertig zubereiteten oder auch teilfertigen Lebensmitteln. Mit seinem breit aufgestellten Speiseplan gehört der Mensch zu den Omnivoren, den Allesfressern, zu denen nebenbei bemerkt auch Ratten und Schweine als typische Vertreter zählen. Das bietet ihm den Vorteil, seinen Lebensraum im Grunde frei wählen zu können. Allerdings hat diese Freiheit auch ihre Schattenseite: Das biologische Programm des Menschen hat keine festen Essensvorlieben vorgesehen, er verfügt über keine angeborenen Instinkte für eine ganz bestimmte Nahrung. Was er braucht, was ihm bekommt, was ihn dauerhaft nährt, dieses Wissen muss sich der Mensch erst über Erfahrung und Nachahmung aneignen. Während viele Tierarten wie zum Beispiel der Panda aufgrund ihrer speziellen Nahrungsprägung vom Aussterben bedroht sind, steht der Mensch als Nahrungsgeneralist schon immer vor der Qual der Wahl und bevölkert die Erde in übergroßer Zahl.

Das reiche Angebot der Natur beziehungsweise heute der Lebensmittelindustrie enthält vieles, das ihm nicht bekommt oder auch unverträglich ist. Zudem gibt es nicht wenige natürliche Substanzen, die sogar hochgiftig und von tödlicher Wirkung für ihn sind. Doch der Mensch hat gelernt, aus dem vorgefundenen Angebot das Richtige auszuwählen, sich in seinen Vorlieben auf das zu richten, was ihm guttut, und das zu meiden, was ihm höchstwahrscheinlich schadet. In früheren Zeiten hieß das, Giftiges wie die Tollkirsche oder den Eisenhut strikt zu meiden und Verdorbenes möglichst rechtzeitig zu erkennen und liegen zu lassen; heute bedeutet es, den fettreichen und stark zuckerhaltigen Verlockungen wie Kartoffelchips und Süßgetränken so weit wie möglich aus dem Weg zu gehen.

Da der Mensch in seiner Biologie also nicht auf ein klar festgelegtes spezifisches Nahrungsspektrum festgelegt ist, braucht er andere Mittel, die ihm helfen, das Nahrungsangebot auf Bekömmlichkeit zu überprüfen. Diese Funktion übernimmt der Geschmacksinn. Er zeigt an, was genießbar und was ungenießbar ist, und schützt so vor üblen Folgen für Gesundheit und Wohlbefinden. Über die Geschmacksknospen der Zunge wird die Nahrung nach den Geschmacksrichtungen süß, sauer, salzig und bitter unterschieden. Während ein süßer Geschmack ein Hinweis auf reife, kohlenhydratreiche Früchte ist, deutet sauer auf Unreifes, das heißt kalorisch Minderwertiges hin oder möglicherweise auf Verdorbenes. Auch «bitter» zeigt eher ungünstige Nahrung an, denn Bitterstoffe kommen vorwiegend in verdorbenen, wenn nicht sogar giftigen Pflanzen vor. Für Fett gibt es keine eigenen Geschmackssensoren auf der Zunge, dennoch entwickeln wir schon in einem frühen Entwicklungsstadium eine Vorliebe für fetthaltige Kost. Fett verstärkt die positiven Geschmacksqualitäten – das Essen schmeckt süßer und würziger.

Über den Geschmackssinn kann der Mensch seine Nahrung also auf Bekömmlichkeit und Nährwert prüfen: Süßes, Eiweißhaltiges und Fettes weist auf gute, energiereiche Überlebensnahrung hin, Bitteres und Saures dagegen ist mit Vorsicht oder auch gar nicht zu genießen, steht es doch für wenig Nahrhaftes, womöglich Verdorbenes oder sogar Giftiges. Dass Kinder Süßes dem gesunden Gemüse vorziehen, lieber zum Schokoriegel greifen als den Teller mit Brokkoli- oder Möhrengemüse aufessen, ist unter evolutionsbiologischen Gesichtspunkten also gar nicht einmal nur unvernünftig. Je mehr Kalorien gespeichert werden konnten, desto besser waren Notzeiten zu überstehen, und wer Pflanzen mit der nötigen Vorsicht oder manchmal auch Abneigung begegnete, hatte seine Lektion in Sachen Gefahrenabwehr gelernt. Dass wir insbesondere als Kinder Süßes bevorzugen, war in frühen Zeiten der Menschheitsgeschichte tatsächlich einmal ein Vorteil, weil es gut für unser Überleben und wichtiger Teil einer normalen Entwicklung war. Dass dieses biologische Programm in uns sich einmal gegen uns richten würde, war im Bauplan nicht vorgesehen. Für uns heutige Menschen bedeutet das, dass wir die Prioritäten in unserer Ernährung neu setzen und damit bewusst unsere alte Prägung steuern müssen.

Neben diesem praktisch erlernten Programm sind für die Ausbildung von Nahrungsvorlieben generell auch die Geschmacksgewöhnung und Geschmacksausbildung von Bedeutung und spielen vor allem positive Vorbilder eine wichtige Rolle.

Gewöhnung und Vorbilder
prägen den Geschmack

Studien konnten zeigen, dass Kleinkinder die gereichte Kost nicht deswegen essen, weil sie ihnen schmeckt. Sie essen und mögen sie, weil sie sie immer wieder bekommen, weil sie sie kennen. Wenn dann noch nette Erwachsene auch davon nehmen, fällt es ihnen umso leichter, ebenfalls zu probieren. Positive Vorbilder erleichtern den Zugang zu unterschiedlichstem Nahrungsangebot, helfen den Geschmackssinn in positiver Weise zu prägen. Freundliche Erwachsene bringen Kinder dazu, mehr zu probieren. Wohlgemerkt: freundliche Erwachsene. Leider aber sind Kinder am Tisch oft mit einer Art «wohlmeinenden Einpeitschern» konfrontiert, die pausenlos besorgt sind um das leibliche Wohl ihrer Kinder. Je stärker ihre Gängelung durch Verbote ausfällt, desto größer ist das Risiko, dass Kinder im Essen ihr Autonomiestreben zum Ausdruck bringen und so beispielsweise durch heimliche Naschereien ihr Bedürfnis genau dort landet, wo es nicht hin sollte.

Die Eltern sind, was den gesamten Lebensstil betrifft, vor allem bis zur Pubertät Vorbild. Bewegungsmuffel und starke Esser werden genauso nachgeahmt wie die sportlichen Typen, die auf ausgewogene Ernährung achten. Bestimmen Fertiggerichte den Speiseplan, kann sich das Geschmacksempfinden nicht ausdifferenzieren und ist auf Salzig-Fettes und Süß-Fettes festgelegt. Sind Snacks, Fast Food, Süßigkeiten und zuckerhaltige Getränke immer und unbegrenzt verfügbar, ist das die Absage an jegliche Kontrolle über Auswahl und Menge des täglich Verzehrten. Wenn Kinder dann noch zusätzlich Stunden vor dem Fernsehgerät oder der Spielkonsole zubringen dürfen, ist das Risiko umso größer, dass sie irgendwann dick werden.

Die Reaktionskette, an deren Ende Übergewicht steht, ist unser angeborener Geschmackssinn plus unser soziales Umfeld, das wir voller Emotionen erleben und leben! Zivilisationskrankheiten wie Übergewicht, Diabetes mellitus, Fettstoffwechselstörungen sind längst bei unseren Kindern angekommen. Jedes zweite stark übergewichtige Kind hat schon eine Folgeerkrankung wie Bluthochdruck, Gefäßerkrankungen, Vorstufen des Diabetes oder orthopädische Probleme. Es wurde festgestellt, dass sechs bis sieben Prozent der adipösen Kinder in Deutschland eine gestörte Zuckerregulation haben, das heißt, dass etwa 5000 Kinder unter Altersdiabetes leiden und weitere 15 000 eine Vorstufe der Zuckerkrankheit aufweisen. Die Antwort eines Mediziners, zu lesen in der Tagespresse, auf diese Zahlen war: «Wir sollten nicht mehr Altersdiabetes dazu sagen.»

Die Ursache für die ständig wachsende Zahl übergewichtiger Kinder ist nicht, dass die Kleinen heute zu Vielfraßen geworden sind. Die Ursache liegt im Lebensstil der Familien, der sich im Vergleich zu den vorhergehenden Generationen so stark geändert hat, dass wir unsere Biologie abgehängt haben. Insofern läuft der Versuch, durch Sorgenfalten auf der Stirn der Eltern, der Pädagogen, der Ärzte und Ernährungsberater die Kinder zum Besseren zu bringen, ins Leere. Denn Kinder lernen nicht durch theoretische Erklärungen, sondern durch Vorbilder und freundliche Gewöhnung. Positive Emotionen wirken auch hier als Lernverstärker in positiver Richtung. Umgekehrtes gilt in diesem Zusammenhang aber leider auch.

Das bedeutet im Konkreten: Ausgewogene, für den Körper bekömmliche Ernährung sollte gerade Kindern als positives Konzept von den verantwortlichen Erwachsenen vorgelebt werden. Die Mahlzeiten selbst aus frischen Zutaten zuzubereiten anstatt hauptsächlich Fertigmahlzeiten auf den Tisch zu bringen, ist nicht nur wichtig für die Geschmacksentwicklung, sondern vor allem für die Gesundheit. Fertiggerichte sind nicht nur süßer und salzhaltiger, sondern auch um einiges energiedichter. Der Mensch ist nach Schätzung von Evolutionsbiologen auf eine durchschnittliche Energiedichte von 107 kcal pro 100 g Nahrung eingestellt. Ein Hamburger allein bringt es auf 287 kcal.

Im sogenannten Convenience Food von heute werden Geschmacksverstärker, Aromen, Farbstoffe und Konservierungshelfer eingesetzt, die nicht nur unsere Geschmacksnerven und unseren Geschmackssinn beeinflussen, sondern auch unser Belohnungssystem stimulieren. Das Hauptziel von Zusatzstoffen in der Lebensmittelindustrie ist es, die angebotenen Backwaren, Aufstriche, Süßigkeiten, Fleischprodukte hochwertiger aussehen zu lassen, als sie sind. Das macht es einfacher, dass das limbische System im Gehirn, von dem aus die Nahrungsaufnahme reguliert wird, aber auch Emotionen gesteuert werden, und Essen mit Stimmungen, Gefühlen und emotionalen Inhalten assoziiert wird, die nicht existieren! Überspitzt gesagt: Die Fertigpizza wird zum Mittelpunkt des Familienlebens, das im Grunde nicht existiert, das aber von Vater, Mutter, Kind emotional benötigt wird, weil sie alle sich allein oder sozial isoliert fühlen. Auf diese Weise erfüllt Essen nicht mehr seine eigentliche Funktion, nämlich die Bedürfnisse des Körpers zu befriedigen, sondern richtet sich im Gegenteil irgendwann als Waffe gegen den Körper.

In Tierversuchen konnte nachgewiesen werden, dass ein natürliches Nahrungsangebot auch natürliches Fressverhalten auslöst. Die Tiere nehmen das, was und wie viel ihr Körper braucht. Wird dem Fressen der Geschmacksverstärker Natriumglutamat beigesetzt, fressen sie dagegen mengenmäßig fast doppelt so viel wie von dem normalen Futter.

Da Menschen sich heutzutage in ihrer Nahrungssuche und -aufnahme eben nicht nach einem angeborenen Programm verhalten, sondern vorwiegend aus dem Verhalten lernen, das ihnen als Kind vorgelebt wird, sind diese Prägungen von entscheidender Bedeutung für ihr ganzes späteres Leben. Alles das, was wir uns an Ess- und Bewegungsverhalten im Rahmen unseres primären Sozialbezugs teils willentlich, teils unbewusst antrainiert haben, bildet das Muster, die Folie – auch für unsere Strategien der Bewältigung von Problemen.

Emotionen und Nahrungsaufnahme im limbischen System

Um zu verstehen, weshalb Essen und emotionale Verletzung in so enger Verbindung miteinander stehen, muss man wissen, dass unsere Emotionen und unsere Nahrungsaufnahme im Gehirn die gleiche neuroanatomische Grundlage haben: das limbische System. Das sind Strukturen, die das gesamte Gehirn durchziehen und Antrieb, Lernen und Gedächtnis regulieren, aber eben auch Emotionen sowie Nahrungsaufnahme, Verdauung und Fortpflanzung. Diese Funktionen stehen zwar nicht unter der ausschließlichen Kontrolle des limbischen Systems, aber bemerkenswert bleibt, dass dort, wo unsere Emotionen im Umgang mit unseren Mitmenschen entstehen, auch unsere Empfindungen für Nahrungsaufnahme liegen. Mit anderen Worten: Nahrungsaufnahme und psychische Eindrücke sind neurophysiologisch eng miteinander verwoben.

Genau deshalb kann es zu dem eigenartigen Phänomen kommen, dass die zunächst unbändige Lust, der regelrechte Heißhunger auf ein bestimmtes Nahrungsmittel von einem Moment zum nächsten wieder verschwindet oder aber sich maßlos verstärkt. Wenn nämlich unsere Emotionen sich aus irgendwelchen Gründen spontan ändern, ändert sich auch unser Bedürfnis nach Essen. Dies geht nicht etwa auf eine ausgeprägte Launenhaftigkeit und Labilität zurück, sondern ist einem nützlichen Mechanismus im limbischen System zu verdanken, der zur Sicherung des Überlebens beiträgt. Unser Kampf-oder-Flucht-Reflex und die damit verbundenen Emotionen Angst oder Wut dienen dem Selbstschutz – und die Nahrungsaufnahme ebenfalls! Empfinden wir Wut, dann geht es um «Kampf oder Flucht» oder anders ausgedrückt um «Fressen und Gefressen-Werden». Gleichzeitig erhöht sich die Konzentration unserer Magensäure. Die Veränderung unserer Bedürfnisse beziehungsweise unseres Beuteschemas geschieht unbewusst, also ohne unser bewusstes Ernährungswissen, in Verbindung mit unseren emotionalen Bewältigungsstrategien. Und unsere Bewältigungsstrategien wie Vermeidung, Unterwerfung oder Überkompensation sind nichts anderes als Kampf, Flucht, Totstellen.

Emotionen führen zu positivem oder negativem Stress, der als Reiz zu verstehen ist, den wir brauchen, um unsere Energie zu aktivieren. Ob nun positiv oder negativ – der Körper spannt sich in einem evolutionsbedingten Reflex an, um, der biologischen Programmierung entsprechend, sofort kämpfen oder auch fliehen zu können. Eine ganz natürliche Reaktion also, die auch keinerlei unangenehme Folgen haben müsste. Baut sich allerdings der negative Stress nicht ab, bleibt auch die Spannung erhalten und äußert sich als regelrechter Muskelpanzer oder in Form von Rückenschmerzen. So gesehen hat ein gesunder Rücken, eine gute Körperhaltung auch etwas mit unserem inneren Befinden zu tun. Treten emotionale Spannungen nur vorübergehend auf, das heißt, finden wir im Wechsel zurück zu einem inneren Gleichgewicht, können wir auch schmerzfrei einen geraden Rücken halten. Die äußere Haltung, so kann man es sehen, steht für die innere.

Diesen Ausgleich immer wieder herzustellen, bringt jedoch Herausforderungen mit sich, die eher größer als kleiner werden. Denn wir leben in einer Zeit, die uns immer stärker ganz widersprüchliche Anforderungen abverlangt: Wir sind gezwungen, beispielsweise bei der Arbeit viel zu sitzen, und sollen uns gleichzeitig in einem Maße bewegen, das unseren Körper gesund erhält, um bei der Arbeit dann wieder viel sitzen zu können. Wir sollen uns permanent leistungsbereit halten, aber trotzdem im Sinne einer Work-Life-Balance für ausgleichende Entspannung sorgen – Abschalten auf Knopfdruck also. Den Körper sollen wir hegen und pflegen, ob er dazu auch die Seele braucht, wird zwar heute in der Regel bejaht, im Konkreten aber nach wie vor lieber ausgeblendet. Keine Frage: Das eigene Gleichgewicht zu finden und zu halten, gehört zu den wichtigsten Aufgaben unserer Zeit. Wie sie zu bewältigen ist, muss dann jeder für sich selbst herausfinden. Diese Herausforderung anzunehmen, lohnt sich allerdings, weil die Alternative Daueranspannung bedeutet und damit unweigerlich irgendwann Dauerschmerz oder auch chronische körperliche Leiden.

Schmerzen sind Sinnesreize, die jeder Mensch unterschiedlich erlebt. Sie sind zwar in erster Linie ein körperliches Phänomen, doch die Schmerzempfindung ist eindeutig ein Gefühl. Daher der enge Zusammenhang von körperlichen und seelischen Zuständen. Auch psychische Ereignisse können als schmerzhaft empfunden werden, was sich auch sprachlich niedergeschlagen hat: So kann eine Enttäuschung «weh tun», ist ein Verlust manchmal kaum «zu verschmerzen» und können Beleidigungen «tief verletzen». Bei andauerndem emotionalem Stress, bei chronischer innerer körperlicher Anspannung also, verändern sich allmählich die Nervenfasern. Der Körper merkt sich gewissermaßen den Schmerz, auch den der Seele. Dann reicht manchmal schon ein leichter Außenreiz, etwa eine Beleidigung oder auch nur ein abwertendes Verdrehen der Augen, um einen psychischen Schmerz auszulösen. Durch Wiederholung von bestimmten Reiz-Reaktions-Mustern baut sich mit der Zeit ein Schmerzgedächtnis auf, das dann automatisiert arbeitet. Das heißt: Ein einmal durch soziale Unsicherheit und Bedrohung ausgelöster und dann im Schmerzgedächtnis abgespeicherter Seelenschmerz entkoppelt sich von seinem Auslöser und erzeugt so immer wieder neuen seelischen Schmerz. Tatsächlich zeigen 80 Prozent aller Übergewichtigen auch depressive Symptome. Das heißt, der Dauerschmerz führt zu einer gefühlten Hilflosigkeit, einem Ausgeliefertsein, einem Gefühl des «existenziellen Zuwenig», das mit einem Zuviel an Essen, mit dem sich kurzzeitiges Wohlfühlen verbindet, unbewusst kompensiert wird. Das ist auch der Grund, weshalb Körperliches und Seelisches in der Ernährungsberatung nicht länger getrennt bleiben dürfen. Wenn wir Übergewicht als das komplexe Phänomen begreifen, das es ist, werden wir auch die Therapie komplexer ansetzen müssen. Denn das Zusammenwirken der unterschiedlichen Ebenen kann nur über eine ganzheitliche Sichtweise erfasst und mit Hilfe eines biopsychosozialen Konzepts wieder harmonisiert werden.

TEIL II

DIE UNTERSCHÄTZTE KRAFT DER EMOTIONEN

Wenn der Energiestoffwechsel gestört wird

DEN BLICK AUFS GANZE LEBEN RICHTEN

Über lange Zeit wurde unser (natur)wissenschaftliches Denken von einem Krankheitskonzept beherrscht, das im 19. Jahrhundert entwickelt worden war. Dieses ganz und gar biologisch ausgerichtete Modell basiert auf dem Dualismus von Gesundheit und Krankheit. Das heißt: Gesundheit wird darin als Abwesenheit von Krankheit gesehen und Krankheit als Störung im einwandfreien Funktionieren der Körperabläufe. Nicht der gesamte Mensch ist im Blick, die unterschiedlichen Ebenen, auf denen die inneren Prozesse sich abspielen und stets gegenseitig beeinflussen. Im Fokus ist der biologische Organismus, der, ähnlich einer Maschine, auf reibungsloses Zusammenspiel seiner Einzelteile angewiesen ist, um zu «funktionieren». Wird nun dieser Organismus an irgendeiner Stelle durch irgendetwas gestört, ist der Mensch also krank, muss der Arzt die Ursache dieses Störvorgangs ermitteln und im besten Fall den «Gesamtbetrieb» wiederherstellen.

Diese rein mechanische Auffassung vom Menschen bildet auch heute noch in vielerlei Hinsicht die Grundlage für Theorie und Praxis in unserem Gesundheitssystem: Ursache, Entstehung und Verlauf von Krankheiten lassen sich auf dieser Grundlage erklären, ihre Symptome zuordnen und, wenn auch mit unterschiedlichem Erfolg, behandeln. Das Modell war und ist populär, weil im Vergleich zu den vorangegangenen Zeiten die Systematisierung zu therapeutischem und ansatzweise auch präventivem Erfolg zu verhelfen schien.

Doch mit der Zeit traten die Mängel dieses Modells immer deutlicher zutage. Dass es alle nichtbiologischen oder außerhalb des Einzelnen liegenden Ursachen von Krankheiten außer Acht lässt, machte sich als Defizit immer stärker bemerkbar. Umweltfaktoren zum Beispiel oder auch psychische und soziale Aspekte, die als eine wesentliche Ursache der Entstehung von Krankheiten erkannt wurden, blieben hier komplett ausgeblendet. Darüber hinaus hat das Modell eine Art exklusiver Expertenkultur in Sachen Gesundheitsfragen entstehen lassen. Die Medizin ist in eine schier unanfechtbare Position gelangt, die Menschen mit Erkrankungen fast zwangsläufig in eine Abhängigkeit von den Spezialisten geraten lässt. Anstatt die Verantwortung für Gesundheit und Krankheit zunächst selbst zu übernehmen, setzen wir auf den Sachverstand von Medizinexperten, die aber häufig genug nur kurzfristig wirkende Reparaturmaßnahmen für Funktionsstörungen anbieten und eben keine nachhaltig wirkenden Konzepte bereithalten.

Dass Gesundheit und Krankheit nicht nur eine Frage von Funktionsstörungen und Behandlungskonzepten sind, diese Einsicht setzt sich immer mehr durch, und es werden neue, erweiterte Modelle erarbeitet. Dabei geht es nicht nur um den Einbezug des psychischen, sondern vor allem auch des sozialen Aspekts als Erklärungsfaktor von Krankheitsursachen und Krankheitsentstehung. Im biopsychosozialen Krankheitsmodell kommt die Überzeugung zum Ausdruck, dass Krankheit ein vielschichtiger oder auch mehrdimensionaler Erlebensprozess ist. Gleiches gilt natürlich auch für das gesundheitliche Wohlbefinden. Um Störungen wirklich behandeln zu können, so der ganzheitlich orientierte Ansatz, müssen neben den rein körperlichen auch die psychischen und sozialen Faktoren berücksichtigt werden. Das heißt, die Vielschichtigkeit und das Lebensumfeld des Menschen gehören mit in die Ursachenforschung von Krankheiten.

Es gibt keine einzige körperliche Funktionsstörung, die sich monokausal erklären ließe. Schon allein deswegen geht, bezogen auf Übergewicht mit der beträchtlichen Vermehrung von Fettzellen, die Aufforderung «Iss weniger, beweg dich mehr, dann geht's dir wieder gut» am Kern des Problems vorbei. Störungen im System Körper entstehen nie isoliert, als Einzelphänomene. Sie weisen darauf hin, dass das Zusammenspiel einzelner Prozesse, und zwar auf der biochemischen, der physikalischen und auf der Ebene des Bewusstseins, nicht mehr funktioniert. Die Symptomatik steht so gesehen immer auch für den Symptomträger insgesamt.

Aus diesem Grund sollten wir zu einer ganzheitlichen Beurteilung auch von Übergewicht kommen, die alle dazugehörigen Aspekte beinhaltet. Oder anders gesagt: Es sind bei jedem Menschen immer mehrere Gründe wirksam, die ihn übergewichtig werden lassen. Folglich kann es auch nicht eine Ursachenklärung für alle geben, sondern alle müssen in ihrer je individuellen Lebens- und Leidensgeschichte gesehen werden.

In der Tat gibt es auch biologische Faktoren, die die Entstehung von Übergewicht begünstigen. Dazu zählen Nährstoffmängel, dysfunktionale Organe, endokrine und hormonale oder auch metabolische Fehlsteuerungen. In einem ganz besonderen Maße sind es aber sicher psychische Faktoren wie Sucht, Depression, Erschöpfung, Einsamkeit, soziale Not und spirituelle Leere, die das Essverhalten beeinflussen. Und nicht zuletzt ganz bestimmt Emotionen.

Unsere Emotionen haben grob gesagt die Funktion der Steuerung und Lenkung von Beziehungen und Bindungen. Wenn wir sie in diesem sozialen Austausch allerdings «um des lieben Friedens willen» verdrängen, verleugnen, verschieben, rationalisieren, dann stören wir in erster Linie die Funktionalität unserer Organe im Bauchraum. Körper und Psyche, und nicht zuletzt Übergewicht, verdanken ihre Struktur der laufenden Auseinandersetzung mit sich selbst.

Deshalb benötigen wir gerade in der Gewichtsreduktion einen biopsychosozialen Ansatz, der den Wechselwirkungen zwischen Psyche, Nervensystem, Hormonen und sozialem Umfeld nachgeht. Immerhin haben wir es mit einem selbstorganisierenden Organismus zu tun, dessen körperliche und psychische Systeme auch Produkte sozialer Beziehungen sind, und der nur sich selbst hat, um sein Gleichgewicht, seine Homöostase aufrechtzuerhalten.

Unzählige Studien zeigen einen deutlichen Zusammenhang zwischen emotionalem Stress (Nitrostress), dem Stresshormon Cortisol und Gewichtszunahme bis hin zu abdominaler Adipositas. Und sie belegen auch das Verhältnis von Körpergewicht und Darmflora. Je größer die Gewichtszunahme, desto mehr Bakterien bevölkern den Darm, die durch den Abbau von Ballaststoffen dem Menschen noch mehr Zucker und Fettsäuren und somit zusätzliche Kalorien zur Verfügung stellen.

Übergewichtige schleppen also nicht nur überschüssige Pfunde, sondern auch belastende Emotionen mit sich herum, sodass am Ende ihre Psyche somatisch und ihr Körper psychisch wird. In ihrem Körper kommt es zu emotional-biologischen Stoffwechselprozessen, die allesamt nur noch hungrig, dick und träge machen.

Der Energieumsatz bei (stark) erhöhtem Übergewicht ist aufgrund blockierter Stoffwechselprozesse vermindert. Gleichzeitig bewirkt ein stressbedingt dauerhaft erhöhter Cortisolspiegel eine Steigerung des Appetits und der Nahrungsaufnahme und Speicherung von Glukose, Aminosäuren und Fetten im Fettgewebe. Die höchsten Cortisolspiegel finden sich bei Adipositas, und sie sind stets mit erhöhten Stickstoffoxiden verbunden. Solange der Stoffwechsel nicht richtig funktioniert, kann trotz entsprechender Bemühungen kaum abgenommen werden.

Vor gut 30 Jahren brach eine Art Epidemie des Dickwerdens aus. Das kann keine genetische Ursache haben, denn drei Dekaden sind für Änderungen in den Erbanlagen einfach zu kurz. Nicht aber für Änderungen in der sozialen und damit emotional bedingten Prägung. Unterbauchfett ist eben nicht nur von leicht verdaulichen Zucker-Fett-Kombinationen moderner Kost wie Tiefkühlpizzen und Limo abhängig, sondern ganz besonders vom sozialen Umfeld und den damit verbundenen Emotionen, denen der Mensch in der Zeit seines Aufwachsens ausgesetzt ist.

Bisherige Untersuchungen waren größtenteils ausgerichtet auf den Einfluss von Persönlichkeitsmerkmalen wie emotionale Labilität, Kontrollüberzeugungen, Pessimismus oder Feindseligkeit. Sie zeigten eindeutig, dass es bei negativen Emotionen zu gesteigerter Nahrungsaufnahme und in der Folge zu Übergewicht kommen kann. Weitere Untersuchungen verweisen aber auch auf den Einfluss, den soziale und biologische Merkmale auf unsere Psyche, unser emotionales Erleben und Verhalten haben.

In diesem Kapitel geht es um die Zusammenhänge der Hormonregulation sowie um die Ursachen und Auswirkungen von Störungen des Energiestoffwechsels. Ich werde versuchen, Ihnen die Wechselwirkung von Psyche und Emotionen, Biologie und Chemie, sozialem Umfeld und sozialen Bedingungen samt Auswirkungen auf das Essverhalten aufzuzeigen. Dass Übergewicht nicht einfach eine Frage von Selbstdisziplin und Eigenkontrolle ist, wird daran schnell deutlich werden.

WIE EMOTIONEN DICK MACHEN

Emotionen sollen dick machen? Wie das? Und was genau sind Emotionen überhaupt? Eine eindeutige wissenschaftliche Definition hilft uns hier nicht weiter, es gibt sie nämlich nach wie vor nicht. Immer noch tun sich Wissenschaftler schwer damit, Begriff und Inhalt genau zu bestimmen. Die Emotionsforscher James Russell und Ernst Fehr brachten das Problem lapidar auf den Punkt, indem sie sagten: «Jeder weiß, was eine Emotion ist, bis er gebeten wird, eine Definition dafür zu geben.»

Sind Emotionen als Reiz-Reaktions-Muster zu sehen, die situativ durch die Umwelt ausgelöst werden? Oder als reine neurophysiologische Reaktionen, die nur im Gehirn stattfinden und nicht beeinflussbar sind? Oder sind sie eine soziale Konstruktion, die bestimmt wird von dem uns prägenden Umfeld?

Rein biologisch betrachtet, können wir Emotionen als komplexe Verhaltensmuster bezeichnen, die sich im Lauf der menschlichen Evolution herausgebildet und immer weiter verändert haben. Durch sie kann das Individuum sich dem jeweiligen Umfeld und seinen Erfordernissen anpassen oder, bei Gefahr für Leib und Leben, ihm auch entkommen. Biologisch gesehen besteht die Hauptfunktion der Emotionen darin, dem Organismus zu helfen, am Leben zu bleiben.

Emotionen lassen sich unterscheiden in

- Gefühle, die auf Objekte oder Personen gerichtet sind, wie Freude oder Trauer,
- Stimmungen wie zum Beispiel Melancholie, die eine Gesamtverfassung anzeigen,
- Affekte, die spontan entstehen, heftig wirken und genauso schnell wieder abklingen (Entsetzen, Entzücken).

Insbesondere Affekte hängen mit unwillkürlichen, also von uns nicht zu beeinflussenden körperlichen Veränderungen zusammen. Betroffen davon sind unter anderem das Herz-Kreislauf-System, die Atmung, der Magen und Darm. Zu den typischen Begleitern von Emotionen gehören zum Beispiel Muskelanspannungen, Pupillenerweiterung oder -verengung, Schweißausbruch, Magentätigkeit, erhöhte Herzfrequenz. Die Wirkung der jeweiligen körperlichen Reaktion allerdings spüren wir oft gar nicht bewusst.

Auch dass wir viele alltägliche Entscheidungen aus dem Bauch heraus treffen, ist uns in der Regel nicht bewusst. Selbst wenn wir meinen, rational vorzugehen und unserer Vernunft die Entscheidung zu überlassen, bleibt der erste Impuls richtungweisend. Das Bauchgefühl äußert sich anhand somatischer Marker. Das sind unmittelbar auftauchende Körpersignale, die uns entweder Zustimmung oder Vermeidung signalisieren. Positive somatische Marker, also Zustimmung, äußern sich zum Beispiel als ein fröhliches Herzflattern oder ein Kribbeln im Bauch. Sie sind ein Signal, das uns sagt: Tu es!

Negative somatische Marker sind zum Beispiel Schmerzen in der Magengegend oder ein Engegefühl in der Brust, sie sind ein Vermeidungs- oder Fluchtsignal. Je stärker das Körpersignal, umso prägender setzt es sich in unserem Gedächtnis fest. Und je größer unser Erfahrungsschatz wird, desto mehr diffe-

renziert sich unser emotionales Bewertungs- und Orientierungs-
system.

Auch wenn wir grundsätzlich immer mit unserem Körper auf
vorhandene Gefühle reagieren, sind uns diese Wirkungen nicht
jederzeit bewusst. Spätestens aber bei sehr intensiven Gefühlen
erleben wir die Reaktionen deutlich. Wir spüren die weichen Knie
bei großer Aufregung, ziehen unseren Kopf ein bei Angst, spüren das aufgeregte Herzklopfen beim Gedanken an den geliebten Menschen. Dabei gilt: Je intensiver die Gefühlsregung, umso
deutlicher die Reaktion. Anhand dieser Art der Körpersprache
können wir umgekehrt ebenso die Stimmung und Verfassung anderer Menschen erkennen – ohne dass ein einziges erklärendes
Wort dazu fallen müsste. Und sobald uns die unwillkürlichen körperlichen Reaktionen auf emotionale Reize bewusst werden,
können wir versuchen, sie zu beeinflussen. Die Anspannung der
Körpermuskulatur bei Stress, der mürrische Gesichtsausdruck
bei Ärger lassen sich ab dem Moment verändern, ab dem wir sie
bewusst spüren und uns der Automatismus klar wird.

Wir können an dieser Stelle also so viel sagen: Emotionen sind
psychophysische Reaktionsmuster, die mehr oder weniger bewusst erlebt werden. Wir erleben sie als Furcht, Wut, Ärger oder
Zorn, als Freude, Glück, Zuneigung oder Liebe mit unserer Psyche; und als angenehme oder unangenehme Erregung in Form
von Herzklopfen, Muskelspannung oder Übelkeit mit unserem
Körper. Mit unseren Emotionen reagieren wir auf Ereignisse und
Zustände in unserer Umgebung und geben umgekehrt auch Signale an sie ab.

Daueralarm im Körper

Dürfen Emotionen zur Geltung kommen und ungehindert ausgedrückt werden, kann auch die dazugehörige physiologische Erregung wieder abgebaut werden. Dass eine depressive Episode, die geprägt ist von Angst und Verzweiflung, mit viel Bewegung wie Spazierengehen oder Joggen sehr gut zu bewältigen ist, ist bekannt und ein schönes Beispiel dafür, wie wir belastende Emotionen mit körperlicher Bewegung abbauen können. Da unser Körper, insbesondere unsere Muskulatur, hochgradig empfindlich auf Emotionen reagiert, ist er auch sehr darauf angewiesen, dass der Erregungszustand wieder abgebaut und die innere Balance wiederhergestellt wird.

Wenn sich bei Ärger oder Stress unsere Muskeln anspannen, dann nutzt unser Körper in erster Linie energiereiche Stoffwechselprozesse ohne Sauerstoff, wie in Teil I beschrieben. Sie erinnern sich an den Vergleich mit dem Kraftsportler? Emotionaler Dauerstress in sozialen Beziehungen wirkt genau wie die körperliche Beanspruchung, die der Kraftsportler aufbringen muss. Diese Erregungsspitzen führen dazu, dass sich der «Zellakku ATP» auf ein höheres Leistungsniveau einstellt – und die Fettverbrennung zunehmend hemmt.

Negative Emotionen lösen also biologische Alarmreaktionen aus, die die Bereitschaft zu Kampf, Flucht oder Erstarrung anzeigen. Damit entspricht die Emotionsphysiologie der Stressphysiologie. Das aber bedeutet, dass auch die mit positiven Ereignissen verbundenen Emotionen wie eine bestandene Prüfung, eine erfolgreiche Bewerbung, eine neue Liebe dieselben körperlichen Reaktionen zur Folge haben: So erhöhen sich Muskelspannung und Herzfrequenz, geht der Atem schneller und sind die Sinne eingeschränkt, gleich, ob ich zum Chef gerufen werde wegen einer anstehenden Beförderung oder einer drohenden Missbilligung. Im Fall der Beförderung allerdings – und das macht dann den Unterschied aus – lässt sich bei den meisten Menschen der Erregungszustand schneller und nachhaltiger abbauen als beim eingesteckten Rüffel.

Mit unseren Emotionen und Gedanken reagieren wir ständig auf unsere Umwelt und erleben oder durchleben, bewusst oder nicht, die dazugehörigen körperlichen Reaktionen. Waren es wilde Tiere, die unsere ganz frühen Vorfahren in Angst und Schrecken versetzten und den Körper dadurch auf Kampf oder eher Flucht einstellten, sind es heute unbeherrschte Chefs oder eine als unbeherrschbar empfundene Technik, die einen emotionalen Energietornado mit somatischer Resonanz in uns auslösen.

Negative Emotionen, die wir beispielsweise aufgrund von Missachtung, Zurückweisung oder Nichtbeachtung ertragen müssen, versuchen wir, mit allen Mitteln wieder loszuwerden. Gelingt es allerdings nicht, die erlebte Enttäuschung abzubauen, kann das Angststörungen, Depressionen, Zwänge zur Folge haben. Was im ersten Moment ein gesunder Schutzmechanismus der Seele sein sollte, wird dann zur belastenden Krankheit. So gesehen sind Krankheiten in aller Regel Ausdruck fehlgeschlagener Strategien, Enttäuschungen zu bewältigen.

Immer wenn wir in eine wirkliche oder vermeintlich bedrohliche Situation geraten und uns das Herz in die Hose, pardon, in die Fettpolster rutscht, setzt unser Körper eine Menge Energie frei, damit wir genügend Kraft haben, den Gefahren zu begegnen. Dafür sind sogenannte Katecholamine verantwortlich. Katecholamine sind körpereigene Stoffe, die eine anregende Wirkung auf unser Herz-Kreislauf-System ausüben und sowohl als Hormon wie auch als Neurotransmitter fungieren. Ihr Ausgangsstoff, die Aminosäure Tyrosin, wird im Nebennierenmark produziert. In einer ganzen Reihe von verketteten Reaktionen wird das Tyrosin innerhalb der Nebenniere und dem zentralen Nervensystem aufgrund von nervalen Reizen in die jeweiligen neuronalen Botenstoffe umgewandelt. Zu den bekanntesten unter ihnen zählen Noradrenalin, Dopamin und Adrenalin.

Die Katecholamine verursachen die für sie typischen physiologischen wie metabolischen Effekte im System: eine Erhöhung des Blutdrucks und der Herzfrequenz sowie ein damit in Verbindung stehender erhöhter Transport von Sauerstoff im Muskelgewebe und gleichzeitig eine verstärkte Synthese von Glukose als schnell verfügbare Energiequellen. Das ist eine sehr wichtige Reaktion zum Schutz unseres Lebens.

Die Art, wie wir auf erlebte Enttäuschungen, auf «Bedrohungen», reagieren und versuchen, sie zu bewältigen, stammt aus unserer Kindheit. Obwohl die Abhängigkeit – die praktische und auch die emotionale – längst nicht mehr existiert, handeln wir auch als Erwachsene unverändert nach dem einmal gelernten Muster. «Ich darf nicht böse sein, sonst ist Mama traurig», «Ich darf keinen Fehler machen, sonst wird Papa bös» – solche Glaubenssätze zwingen uns in ein Verhalten, das uns immer wieder in die gleichen schwierigen Situationen manövriert, immer wieder die gleichen Probleme erzeugt. Als Erwachsener sagen wir uns dann: «Ich darf meine Meinung nicht sagen, sonst reagiert der Chef wütend.» oder: «Ich darf keine Fehler machen, sonst lehnen meine Kollegen mich ab.»

Kontrollieren wir unser Verhalten systematisch mit solchen Verboten und Zwängen, stauen sich die so unterdrückten Gefühle an, und wir suchen unbewusst nach Möglichkeiten, dem Druck dieses Gefühlsstaus zu entkommen. Ausweichstrategien gibt es viele – eine davon ist Essen. Dass wir über unkontrollierter werdende Nahrungsaufnahme eben nicht zu innerer Ruhe finden, ist uns latent klar. Doch solange keine Alternative in Sicht ist, müssen wir uns mit der kurzfristig wirkenden Beruhigung durch

Essen begnügen. Dabei wird aber nicht nur der Körper schwerer und schwerer, sondern in aller Regel auch das Gemüt. Das bedeutet: Solange die psychischen Ursachen für Übergewicht nicht erkannt und bearbeitet werden, so lange besteht auch keine Aussicht auf wirkliche körperliche Heilung. Erst wenn die kindlichen Bewältigungsstrategien als nicht mehr passend überwunden und andere, hilfreiche Verhaltensweisen ermöglicht werden, können Essverhalten reguliert und Körperfunktionen wieder ins Gleichgewicht gebracht werden.

Belastende Emotionen können wie ein krankes Organ sein, das Aufmerksamkeit und Fürsorge braucht. Sie sollten diesem Organ dieselbe Zärtlichkeit und Sorge zuteil werden lassen wie einem hilfsbedürftigen Kind. Was immer Sie tun, wie auch immer Sie mit Ihren belastenden Emotionen umgehen, sie sind ein Teil von Ihnen, genau wie Ihr Übergewicht, das auch – wie ein Kind – nur von Ihnen abhängt. Wenn Sie Ihr Übergewicht abbauen oder ein beliebiges anderes krankes Organ heilen wollen, müssen Sie *für* die Heilung und nicht *gegen* die Erkrankung arbeiten. Liebevolle Fürsorge und ein positives Ziel helfen, die Krankheit zu überwinden. Was nicht hilft, ist, gegen den Körper zu arbeiten, ihn womöglich als Feind zu betrachten, der bezwungen werden muss.

Wir sind unser Körper, egal wie er geformt ist, egal wie funktionsfähig er ist oder auch nicht. Wenn wir etwas ändern wollen, kann das nur gelingen, wenn wir selbst das Heft in die Hand nehmen und für uns selbst aktiv werden. Nicht die Norm von außen, sondern unsere eigene, individuelle Zielvorgabe steckt den Weg ab, den wir bis zum Erreichen der gewünschten Veränderung gehen wollen und auch gehen müssen. So gesehen ist die Überwindung von Übergewicht möglicherweise einfacher als gedacht.

Die Flucht nach innen

Wir sehen: Unsere Psyche mit ihrem emotionalen Erleben und Verhalten stellt keine verzichtbare Folklore dar. Sie ist eine lebensnotwendige Instanz, die im Sinne eines «emotionalen Gehirns» laufend damit beschäftigt ist, zu prüfen, worauf wir uns beziehen und was wir tun müssen, um nicht enttäuscht oder, biologisch ausgedrückt, nicht gefährdet zu werden. Da enttäuschte Erwartungen Bestandteil unserer alltäglichen Erfahrungen sind, bleibt uns nichts anderes übrig, als den Umgang damit zu lernen und Schutzmechanismen auszubilden. Finden wir jedoch beispielsweise aufgrund eines schwierigen sozialen Umfelds zu keinen gelingenden Bewältigungsstrategien, laufen wir wegen der Koppelung der inneren Prozesse Gefahr, nicht nur emotional, sondern auch körperlich dysfunktional zu werden. Reagieren wir auf die anhaltende Verdrängung mit emotionalem Essen, treten irgendwann die körperlichen Folgeerkrankungen wie Bluthochdruck, Übergewicht, Diabetes mellitus, koronare Herzkrankheiten und veränderte Blutfettwerte in den Vordergrund. Diese körperlichen Störungen wiederum drücken die emotionale Stimmung weiter nach unten, machen pessimistisch, unzufrieden, reizbar, aggressiv.

Emotionen haben also die wichtige Funktion, uns anzuzeigen, ob wir uns in einer sicheren Situation befinden oder ob uns eine wie auch immer geartete Gefahr droht. Bei gefühlter Gefahr, einer wirklichen oder vermeintlichen, schaltet unser Körper auf Alarm und setzt den Energiestoffwechsel in Gang. Da für uns Menschen heute Kampf oder Flucht in aller Regel keine echten Optionen mehr sind, kann es dazu kommen, dass wir mangels Alternativen die Flucht nach innen antreten. Wir erstarren emotional, eine Reaktion, die zwangsläufig psychosomatische Symptome erzeugt. Es kommt dann nicht nur im Außen zu Fehlleistungen. Besonders im Innern kommt es zu Fehlsteuerungen, die sich über kurz oder lang zur realen Bedrohung in Form einer Krankheit auswachsen.

Unser Körper ist also ein hochkomplexes und sehr empfindliches Netz- und Regulationswerk, dessen Steuerungsprozesse zu einem wesentlichen Teil über Nervenzellen und Stresshormone abgewickelt und koordiniert werden. Die schnelle Eingreiftruppe um Adrenalin und Noradrenalin wird ergänzt durch ein zweites, verzögert einsetzendes Verteidigungssystem: die Ausschüttung des Stresshormons Cortisol. Die Substanz, die in vielen entzündungshemmenden Salben vorkommt, führt das Immunsystem mit der Zeit wieder in den Normalzustand zurück. Cortisol sorgt dafür, dass die durch die Reaktion des sympathischen Nervensystems ausgelöste Entzündung keinen Schaden im Organismus anrichtet. Lässt die Anspannung schnell nach, kehrt rasch wieder Ruhe im Körper ein. Nicht aber bei emotionalem Stress: Befindet sich der Organismus im Dauerfeuer, gerät das empfindliche Netzwerk aus dem Gleichgewicht.

Emotionale Belastungen wie zum Beispiel tiefsitzende Angst werden als Stressoren bezeichnet und sind Teil der Alarmreaktionen, bei denen unser Körper mit neuronalen Botenstoffen wie Adrenalin, Noradrenalin und Cortisol geradezu überflutet wird. In zahlreichen Studien konnte nachgewiesen werden, dass es durch hormonelle und immunologische Veränderungen, die durch Stressreaktionen hervorgerufen sind, auch zu krankhaftem Übergewicht kommen kann. Subjektiv äußern sich Angst und Stress oft in funktionellen Oberbauchbeschwerden wie Appetitlosigkeit, Unwohlsein, Übelkeit, Völlegefühl, Magenschmerzen, Erbrechen, Aufstoßen, Sodbrennen und in funktionellen Unterbauchbeschwerden wie Durchfall, Verstopfung.

Wie die körperliche Reaktion auf Stress genau ausfällt, ist

abhängig davon, wie lange der Reiz anhält. Kurz andauernde und plötzlich eintretende Stressoren lösen die Kampf-oder-Flucht-Reaktion aus. Dabei kommt es zur Ausschüttung der Katecholamine Adrenalin und Noradrenalin, die aber lediglich eine Halbwertszeit von 20 Sekunden bis zehn Minuten haben. Die damit verbundenen körperlichen Reaktionen können sich als Steigerung der Herzfrequenz auswirken, als Anstieg des Blutdrucks, als Erweiterung der Bronchien, als Bereitstellung von Energiereserven durch vermehrte Lipolyse (Fettabbau) und Glukoneogenese (Synthese von Glukose) sowie als Verbesserung der Durchblutung und der Hemmung der Magen-Darm-Tätigkeit. Diese Phase wird als Alarmreaktion bezeichnet.

Zuerst erfolgt in der Alarmphase über Adrenalin und Noradrenalin ein Abbau vorhandener Energien. Die Alarmreaktion besteht in einer höchstens drei bis vier Minuten dauernden massiven Aktivierung des sympathischen Nervensystems. Bei der Kampf-oder-Flucht-Reaktion werden Skelettmuskeln, Herz und Gehirn stärker durchblutet, die Verdauungsorgane dagegen weniger. Nach einigen Minuten lässt die Alarmwirkung nach, und es kommt zur Gewöhnung an den Stressor beziehungsweise zur Entspannung oder aber zur Widerstandsphase – zum Beispiel bei weiterer emotionaler Belastung wie bei Ängsten oder Panikattacken.

Bei emotionalem Stress, der über Tage, Wochen und Monate anhält, kommt es zu einer emotionalen und sozialen Anpassungsstörung, bei der vor allem Cortisol gebildet und ausgeschüttet wird. Dieser Zustand wird als Widerstandsstadium bezeichnet. Die darin ausgeschütteten Glucocorticoide helfen dem Organismus Energiereserven bereitzustellen, um eine verbesserte Anpassung an die Situation zu erreichen, und sie sind beteiligt an der Regulation des Stoffwechsels von Kohlenhydraten, Proteinen und Fetten.

In der Widerstandsphase erfolgt über Cortisol der Aufbau

neuer Energien. Nach vier Stunden setzt die volle Wirksamkeit ein: Zuckerherstellung aus Fettsäuren, verstärkte Magensaftproduktion. Gleichzeitig werden die vorhandenen Wirkungen von Adrenalin und Noradrenalin intensiviert, und mit der Ausschüttung von Cortisol erfolgt bei längerer Belastung eine vermehrte Freisetzung von Schilddrüsenhormonen. Dies führt zu einer Beschleunigung der Stoffwechselvorgänge durch raschere und erhöhte Sauerstoffzufuhr in die Zellen. Trijodthyronin bewirkt eine gesteigerte Verbrennung von Kohlenhydraten, Eiweiß und Fetten, eine Steigerung des Grundumsatzes, eine Erhöhung des Zuckerabbaus bis zur Erschöpfung der Reserven und damit einen Anstieg des Blutzuckers, eine Entleerung der Fettdepots und einen Mangel an Eiweiß. Die dabei anfallende Verbrennungswärme wird durch Schwitzen und erhöhte Durchblutung der Hautgefäße an die Umwelt abgegeben.

Findet die emotionale Belastung auch nach Jahren keinen Abschluss, folgt die Erschöpfungsphase. Ein auf diese Weise chronisch belasteter Energiestoffwechsel führt unweigerlich zu Schilddrüsenstörungen, einer übermäßigen oder zu geringen Verbrennung der Nahrungsstoffe und in deren Folge zu Diabetes mellitus, koronaren Herz-Kreislauf-Erkrankungen, Übergewicht und sonstigen Stoffwechselerkrankungen.

Cortisol ist neben Adrenalin und Noradrenalin das wichtigste Stresshormon. Bei einer Hemmung von Emotionen in konkreten belastenden Ereignissen und gleichzeitiger Steigerung emotionaler Betroffenheit kann es zu einem Cortisolüberschuss kommen. Die physiologischen Veränderungen, die sich einstellen, sind unter anderem Stoffwechselstörungen mit der Folge von Übergewicht, viszeraler Fettverteilung und erhöhten Blutfettwerten, Diabetes, Immundefekten sowie einer verringerten Infekt- und Tumorabwehr. Ziel der Stressreaktion ist es, die Homöostase des Organismus wiederherzustellen.

Die Hauptfunktion des Cortisols ist die Bereitstellung von Energie durch gespeicherte energiereiche Verbindungen. Das Hormon fördert die Glukoseherstellung aus Kohlenhydraten und Proteinen zum Beispiel in Leber und Muskeln sowie die Lipolyse im Fettgewebe. Unter dem Einfluss von Cortisol wird der Energieumsatz durch die Aktivierung der Stresshormone erhöht sowie die Körpertemperatur und Aufmerksamkeit gesteigert. Ein stressbedingt dauerhaft erhöhter Cortisolspiegel, auch Cortisol-Typ genannt, bewirkt eine Steigerung der Nahrungsaufnahme, eine verstärkte Bildung von Viszeralfett und eine deutliche Gewichtszunahme. Bei traumatischem Stress kann sich bei den Betroffenen aber auch ein Cortisolmangel entwickeln.

Hören die emotionalen Turbulenzen nicht auf, bleibt der Cortisolspiegel im Körper also weiterhin hoch, kann es zu einem «Crash im Stresssystem» kommen. Die überlastete Nebenniere, zentrales Stressorgan des Körpers und oberster Regulator zellulärer und hormoneller Immunfunktionen, schüttet plötzlich zu wenig Cortisol aus und kann damit Entzündungen nicht mehr richtig im Zaum halten. Dies erklärt, warum emotional, psychisch betroffene Menschen, die sich in einer Dysbalance befinden, besonders anfällig für schwere Entzündungen sind.

Stressreaktion im Körper

In den Zellen unseres Organismus wird ununterbrochen chemische, osmotische oder mechanische Arbeit geleistet. Diese permanent laufenden sogenannten Stoffwechselprozesse benötigen Energie, die durch die universale Form des bereits erwähnten Moleküls ATP geliefert wird. ATP ist in allen lebenden Zellen enthalten und spielt die zentrale Rolle in unserem Energiestoffwechsel.

Unter Stoffwechsel verstehen wir allgemein die Gesamtheit der in den Zellen ablaufenden biochemischen Vorgänge. Zugeführte körperfremde Stoffwechselsubstanzen wie Kohlenhydrate, Fette, Proteine, Mineralsalze, Spurenelemente, Vitamine werden abgebaut, umgebaut und zu neuen Stoffen aufgebaut. Der Stoffwechsel, auch Metabolismus genannt, ist also grundlegend für alle lebenswichtigen Prozesse in unserem Körper. Dabei sorgt der durch die Atmung aufgenommene Sauerstoff in den Körperzellen für die Verbrennung der Nährstoffe, wodurch diese erst nutzbar gemacht werden. Im Verdauungsvorgang dann werden die verwertbaren Bestandteile weiter chemisch umgeformt und in kleine Teile zerlegt, damit sie die Darmwand durchdringen und in das Blut eintreten können. Über den Blutkreislauf werden sie den Zellen zugeführt und dienen dort vor allem der Energiegewinnung, dem Energiestoffwechsel.

Dieser Energiestoffwechsel erfährt nun bei Angst, Aufregung und emotionalem Stress, bei «Bedrohung» also, durch das sympathische Nervensystem eine Beschleunigung, um die Leistungsfähigkeit des Gesamtorganismus zu steigern (Flucht/Angriff). In der Alarmphase sorgt der Sympathikus, der erregende Teil des autonomen vegetativen Nervensystems, für eine Erhöhung des Blutzuckerspiegels und des Blutdrucks zur schnelleren Durchblutung von Muskeln und Herz und auch der inneren Wachsamkeit gegenüber tatsächlicher oder nur gefühlter Belastung. Durch den gesteigerten Energieverbrauch fühlt man sich oft heiß und erhitzt, hinterher oft müde und ausgelaugt.

Dauert emotionaler Stress an, bleibt auch der Sympathikus erregt, was eine Beeinträchtigung von Organfunktionen und im Weiteren auch psychische Störungen zur Folge haben kann. Bitte machen Sie sich bewusst, dass der Sympathikus nicht nur nach außen, sondern in einem besonderen Maße auch nach innen wachsam ist und durch verdrängte Emotionen wie Wut, Ärger, die nicht «entladen» werden, weiter erregt bleibt.

Klingt jedoch – so der Normalfall – die emotionale Aufregung nach einer kurzen Zeit wieder ab, kommt der natürliche Gegenspieler zum Sympathikus, der Parasympathikus, ins Spiel und sorgt für Ruhe und Entspannung. So ermöglichen Sympathikus und Parasympathikus durch ihre gegensätzlichen Funktionen eine äußerst feine Steuerung unserer inneren Organe. Der Parasympathikus, der auch als Ruhenerv bezeichnet wird, trägt also seinen Teil zur Bewältigung einer Gefahr bei. Mit Hilfe des Stresshormons Cortisol, das etwas zeitversetzt erst in der Widerstandsphase ausgeschüttet wird, hemmt er lebenswichtige Organfunktionen, wie das Immunsystem, das Proteinsystem und das Verdauungssystem, die in ihrer Arbeit als Energiefresser gesehen werden können. Sie verbrauchen den größten Teil unseres Grundumsatzes der Kalorien, sind aber im Falle einer Bedrohung nicht funktionsbereit.

Ist nun die Gefahr durch Handlungen des Körpers gebannt, hilft der Parasympathikus dem erregten Sympathikus und dem damit verbundenen Stoffwechsel in eine entspannte Grundhaltung zurückzufinden, sich zu beruhigen und körpereigene Reserven wieder auf- und abzubauen. Ein fundamentaler Fettabbau, den wir uns bei jeder Diät wünschen, ist nur im entspannten Zustand des Parasympathikus möglich. Doch wie beim Sympathikus gilt auch hier: Kann die Gefahr nicht gebannt werden oder dauert der emotionale Stress weiter an, bleibt das Hormon Cortisol in erhöhter Form vor Ort, was zur Folge hat, dass unser Immunsystem und die Funktionen unserer Verdauungsorgane heruntergedrosselt sind und damit zu einer Vielzahl von Infektionen und Magen- und Darmstörungen führen.

Bei Schock- und intensiven Schreckerfahrungen, wie dem unerwarteten Verlust eines geliebten Menschen oder einem schweren Unfall, kommt es im ersten Augenblick zu einer Überaktivität des Parasympathikus, zum Totstellreflex. Wichtigster Nerv im parasympathischen System ist der Hirnnerv Vagus. Er reguliert die Tätigkeit von Kehlkopf, Rachen und vermittelt die Reflexe in fast alle inneren Organe, also auch den Totstellreflex und die darauf folgenden Panikattacken.

Wird die tatsächliche oder angenommene Bedrohung nicht durch unsere soziale Umwelt mit Zuneigung, Trost, Empathie oder aber durch ein wirklich gefühltes Ende der Bedrohung nachhaltig aufgelöst, bleibt auch die mit Wut, Ärger oder Angst verbundene Kampf-oder-Flucht-Reaktion oder der Totstellreflex bestehen. In beiden Fällen sind chronische vegetative und körperliche Störungen nach einer gewissen Zeit die Folge. Die ausgeprägte Beständigkeit psychosomatischer Erkrankungen wie Morbus Crohn, Reizmagen oder eben auch Übergewicht muss uns dann nicht verwundern.

Nur wenn wir unsere emotionale Betroffenheit klären und sie entspannt abschließen können, kommt unser autonomes, vegetatives Nervensystem mit seinen Gegenspielern Sympathikus und Parasympathikus wieder in eine entspannte Balance, und unsere Organfunktionen und die damit verbundenen Stoffwechselprozesse finden in einen harmonischen Einklang zurück – und verharren nicht länger im Missklang. Es ist also gar nicht negativer Stress und der damit verbundene Energiestoffwechsel, der sich als Gesundheitsräuber Nummer eins erweist. Es ist die fehlende emotionale Entspannung!

Was ist eigentlich Stress?

Bei meiner Arbeit zeigt sich mir immer wieder sehr deutlich, dass es nicht die äußeren Situationen sind, die uns in Stress versetzen. Also nicht die Situationen, die wir ohnehin kaum verändern können. Was den eigentlichen Stress erzeugt, ist die Tatsache, dass wir die Situation und uns selbst bewerten und mit Bewältigungsstrategien wie Kampf, Flucht oder Erstarren reagieren. Erst unsere subjektive emotionale Bewertung und unsere anschließende Bewältigungsstrategie lösen Stress in Form von biochemischen, psychophysischen Beanspruchungsreaktionen aus.

Stress ist demnach eine zweckmäßige Alarmreaktion, die in kritischen Belastungssituationen eintritt, wenn Grundbedürfnisse auf physischer und psychischer Ebene bedroht sind und damit existenzielle Konsequenzen möglich werden. Dies ist verbunden mit dem Gefühl:

- bestimmte Situationen nicht unter Kontrolle zu haben (situationsbezogener Kontrollverlust),
- sich selbst nicht unter Kontrolle zu haben (mangelnde Selbstkontrolle),
- sich nicht entwickeln zu können,
- auf sich selbst gestellt zu sein und keine Hilfe erwarten zu können (mangelnde soziale Integration und Unterstützung).

Stress definiert sich also als der Zustand eines Organismus, der dann eintritt, wenn das Individuum erkannt hat, dass sein Wohlbefinden oder seine Integrität in Gefahr ist und dass es alle verfügbare Energie zu seinem Selbstschutz und seiner Selbstverteidigung aufwenden muss.

Die biochemischen, psychophysischen Beanspruchungsreaktionen wirken sich auf das kognitive Leistungsvermögen aus. Die Fähigkeit, sich zu konzentrieren, sich zu erinnern, Neues zu lernen oder kreative Leistungen zu erbringen, ist erheblich eingeschränkt. Folge davon kann eine erhöhte Fehlerrate oder die Zunahme von motorischen Fehlhandlungen sein. Auch sind Veränderungen im Sozialverhalten nicht ungewöhnlich. Es kommt schneller zu Konflikten und zu Aggressionen gegenüber anderen.

Die neuere medizinische Forschung kennt inzwischen eine große Anzahl gesundheitlicher Störungen, die auf gehemmte Emotionen und die damit verbundenen Fehlregulationen der Stresshormone und des Energiestoffwechsels zurückzuführen sind. Überschuss oder Mangel von Stresshormonen führt zu einer andauernden Dysbalance zwischen anregender und dämpfender Aktivitätslage. Bei rund der Hälfte aller Patienten vor allem in den allgemeinärztlichen Praxen stehen heute, mit stetig steigender Tendenz, derartige Gesundheitsstörungen im Vordergrund.

So werden bei einem Adrenalinmangel die Körperzellen auf Dauer mit Glukose überfrachtet, was zu einer Entgleisung des Zellstoffwechsels führt. Adrenalin ist im Kohlenhydratstoffwechsel ein wichtiger Gegenspieler von Insulin, denn es setzt bei Bedarf Zucker aus den Zellen frei, während Insulin Kohlenhydrate hineintransportiert. Der Zucker wird bei Adrenalinmangel auf krankhafte Weise in Zellstrukturen eingebaut, schädigt dadurch die Zelle und vor allem ihre Mitochondrien, die Energiekraftwerke.

Im gesunden Organismus wird bei Stress, körperlichen Belastungen oder Infektionen in der Skelettmuskulatur rechtsgedrehte Milchsäure, sogenanntes Laktat, gebildet. Sie stimuliert die chromaffinen Zellen im Nebennierenmark zur Ausschüttung von Adrenalin, das den Körper auf eine mögliche Kampf- oder-Flucht-Situation vorbereitet, wie es früher zum Überleben wichtig war: Herzfrequenz und -leistung erhöhen sich; Blutgefäße im Verdauungstrakt werden verengt und in den Bronchien und der Skelettmuskulatur erweitert, um eine physische Kraftanstrengung zu ermöglichen; Energie wird durch den Abbau von Glykogen aus der Leber und von Fetten aus den Fettzellen bereitgestellt.

Stress kann sich heute kaum jemand entziehen. Doch im Gegensatz zu unseren Vorfahren baut der moderne zivilisierte Mensch wie gesagt seine Adrenalinstöße nicht durch Kampf oder Davonlaufen ab. Regelmäßige Bewegung wäre die gesunde Alternative, weil sie Anspannung und überschüssige Kohlenhydrate abbaut. Hinzu kommt, dass die meisten nicht abschalten und entspannen können. Anhaltender Stress, der sich staut, erschöpft jedoch die Zellen des chromaffinen Systems, und die Adrenalinproduktion versiegt. Ein weiterer Botenstoff, der bei Stress ausgeschüttet wird, ist Noradrenalin. Da Noradrenalin auch von den Endigungen des sympathischen Nervensystems gebildet werden kann, wird es auch bei Erschöpfung des chromaffinen Systems weiterhin freigesetzt.

Während die Katecholamine anregende Wirkungen haben, spielt Serotonin eine wesentliche Rolle bei der Regulation der Darmmotorik und Resorption sowie der Appetitkontrolle und der Erzeugung und Wahrnehmung des Sättigungsgefühls. Bei lang anhaltenden Stressbelastungen vermindert sich die Serotoninkonzentration dagegen erheblich. Die Serotoninspeicherung erfolgt hauptsächlich im zentralen Nervensystem, in Zellen der Darmschleimhaut sowie in Thrombozyten, das die Plättchenanhäufung fördert. Bei chronischem Dauerstress durch Hemmung der Emotionen kann es zu einem Serotoninmangel und vielfältigen Erkrankungen kommen, besonders Darm- und Thrombozytenerkrankungen.

Gefahr aus dem Bauch: Das Viszeralfett

Fast unser gesamter Körper ist in Fettgewebe eingepackt wie in einen Mantel. Lange wurde diese Masse als passive Deponie angesehen, die aus aufgeblähten Fettzellen besteht und als Energiereserve für Notzeiten angelegt ist. Heute ist besonders das Fettgewebe im Inneren der Bauchhöhle, das Viszeralfett (lat. *viscera* für Eingeweide), in den Fokus der modernen medizinischen Forschung gerückt.

Meistens versteckt es sich, unsichtbar, kaum zu tasten, innen am Rücken, an den Bauchseiten und zwischen den Eingeweiden. Das innere Bauchfett, das auch als mechanischer Schutz für die inneren Organe dient, wird zu einem hochgefährlichen Stoff, wenn bei Männern der Taillenumfang einen mittleren Wert von 96 Zentimetern und bei Frauen einen mittleren Wert von 82 Zentimeter überschreitet. Die «Bierbäuche» haben es in sich, wie eine Studie von 2010 in Potsdam zeigte, an der über 25 000 Menschen teilnahmen: Bei Männern verdoppelte sich das Diabetesrisiko und bei Frauen vervierfachte es sich sogar, wenn der Taillenumfang die mittleren Werte überschritt.

Viele Experten sehen in einem Zuviel des Innenbauchfetts die eigentliche Ursache für Krankheiten wie Diabetes, Schlaganfall, Herzinfarkt, Unfruchtbarkeit, Demenz und Krebs, die alle mit Übergewicht einhergehen können. Das Viszeralfett ist im Gegensatz zu dem vergleichsweise harmlosen Unterhautfett kein passives Depot, sondern formt ein hochkompliziertes interaktives Geflecht, das aus Fett-, Immun- und Bindegewebszellen, Blutgefäßen und Nerven besteht. Es gilt als riesiges endokrines Organ, als hochwirksame Drüse und sondert Unmengen von Botenstoffen in die Blutbahn ab. Über diese Fettgewebshormone, die «Adipokine», kommuniziert das innere Bauchfett mit nahezu allen Organen – selbst mit dem Gehirn. So beeinflusst es neben Gesundheit und Krankheit auch Appetit, Aktivität und Psyche. Es übt eine Macht über den Organismus aus, unterjocht ihn zuweilen regelrecht. Das innere Bauchfett, der emotionale Herrscher über Leib und Seele!

Das Viszeralfett gilt als unberechenbares Epizentrum weiterer biochemischer Turbulenzen, denn es hat eine sehr unangenehme Eigenschaft: Es entzündet sich leichter als alle anderen Teile des Fettgewebes. Eine derartige Abwehrreaktion ist eigentlich nichts Schlimmes. Sie dient normalerweise dem kurzfristigen Kampf gegen Bakterien oder Viren. Doch der Immunalarm im inneren Bauchfett wird nicht durch Krankheitserreger ausgelöst, sondern durch einen massiven emotionalen Stress. Und er klingt einfach nicht ab. Das ist fatal.

Solcher jahrelang andauernde emotionale Stress legt die Basis für die Freisetzung entzündungsfördernder Botenstoffe, die unaussprechliche Namen tragen wie Tumornekrosefaktor-alpha, Monozyten-chemotaktisches-Protein-1, Interleukin-6 oder Progranulin. Die Botenstoffe locken neue Abwehrzellen an. Diese beginnen ebenfalls Entzündungsmoleküle auszuschütten, die weitere Immunzellen anlocken. So wird die Entzündung über Jahre und Jahrzehnte am Laufen gehalten. Über das Blut stecken die Botenstoffe auch andere Organe an, etwa die Leber oder die Arterien. Der gesamte Leib gleitet so in einen immerwährenden, ruinösen Abwehrkampf, dem die entsprechenden Leiden Arterienverkalkung, Arthritis, Gicht, Alzheimer, Diabetes nachfolgen.

Unser Innenleben wird ganz wesentlich von Emotionen gesteuert, und dabei spielt der Bauch eine besondere Rolle. Er ist das «emotionale Gehirn» des Menschen, die Quelle von Energie, Lust, Zufriedenheit und Motivation. Auf Stress- und Problemsituationen reagiert zuerst der Bauch, dann erst kommen Gedanken. Das Bauchgefühl löst die Gedanken und unsere inneren Bilder aus – diese spiegeln nur wider, was im Bauch passiert. Das emotionale Gehirn kontrolliert alles, was das psychische Wohlbefinden regelt, sowie einen Großteil der Körperphysiologie: das Verdauungs- und Immunsystem, die Herzfunktion und die Blutqualität.

Das innere Bauchfett, das Viszeralfett, ist somit ausschlaggebend für körperliches und seelisches Wohlbefinden des gesamten Organismus. Es enthält ein komplexes Netz von Neurotransmittern, Neuromodulatoren, von Molekülen, die mit denen des Kopfhirns identisch sind. Der Bauch ist in struktureller und neurochemischer Hinsicht tatsächlich ein zweites Gehirn, das über 100 Millionen Nerven mit unserem Gehirn im Schädel verbunden ist. Mit Hilfe des Darms werden 70 bis 85 Prozent der Immunzellen im Bauch hergestellt. Sie versorgen die Organe, garantieren unser Überleben und schützen uns vor schweren Krankheiten.

Doch dieses emotionale Gehirn steuert nicht nur die inneren Abläufe des Körpers. Seine zweite, ebenso wichtige Aufgabe ist es, unsere emotionalen Beziehungen im Gleichgewicht zu halten und dafür zu sorgen, dass wir immer unseren Platz in der Familie, in der Schule oder auf der Arbeit haben. Ängste und Depressionen, psychische Störungen sind Notsignale, die das emotionale Gehirn aussendet, wenn es eine Bedrohung unseres sozialen Platzes feststellt. Probleme, die das Gefühlsleben betreffen, sind Folge von Funktionsstörungen des emotionalen Gehirns, von denen viele ihren Ursprung in schmerzlichen Erlebnissen der Vergangenheit haben. Eben diese Erlebnisse kontrollieren oft noch Jahrzehnte später unser Erleben und Verhalten.

Die gute Nachricht: Das Innenbauchfett reagiert glücklicherweise drastisch auf Kalorienentzug und emotionale Klärung – und schmilzt damit schneller als andere Fettdepots. Wir müssen uns also keine Traumziele setzen, sondern nur einige Kilo verlieren, um aus der Fettfalle zu entkommen. Wenn wir die Sache mit dem emotional entzündeten Viszeralfett verstanden haben, erscheint das Abnehmen plötzlich stimmig und sinnvoll – und unser emotionales Gehirn, der mächtige Lenker menschlichen Erlebens und Verhaltens, nimmt das Konzept auf.

WIE SOZIALE UMSTÄNDE DICK MACHEN

In unseren ersten Lebensjahren sind wir zu 100 Prozent auf die Fürsorge von Bezugspersonen, in der Regel also auf unsere Eltern, angewiesen. Wir haben keine Wahl, wir müssen uns ihnen ganz und gar anvertrauen, auch wenn sie selbst traumatisiert sind und deswegen ihre Rolle als Erzieher nicht gut erfüllen. Jedes Kind macht in seinem sozialen Umfeld Schlüsselerfahrungen – positive oder negative –, auf die es sich einstellt, einstellen muss, und die seine Person, sein Verhalten nachhaltig prägen. Wenn dem Kind nun von den Bindungspersonen (unbewusst) untersagt wird, belastende Empfindungen wie zum Beispiel Traurigkeit, Wut, Ekel oder Angst zu zeigen und in körperliche Entspannung umzuleiten, das heißt abzubauen, dann treten an die Stelle des Urvertrauens stereotype Ersatzsicherheiten und Ersatzbefriedigungen. Heimliches Schokoladeessen ist nur eine von vielen Möglichkeiten.

Dieses emotionale Ausweichmanöver aber kann zum einen zur Folge haben, dass sich unsere Erinnerung abkoppelt von den dazugehörigen ursprünglichen Gefühlen und Emotionen. Wir erinnern uns dann im Erwachsenenalter nicht mehr an unsere Kindheit. Zum anderen kann es bewirken, dass eben diese Gefühle und Emotionen unverändert unsere Wahrnehmung steuern und damit eine angemessene Anpassung an die Umwelt unseres erwachsenen Lebens verhindern.

Verantwortung übernehmen statt leiden

Meine Arbeit mit Übergewichtigen bestätigt mir immer wieder, dass die Essstörung oft aus ungünstigen bis katastrophalen Bedingungen der frühen Familienentwicklung resultiert. Auf entsprechende Risikofaktoren habe ich bereits hingewiesen. Deshalb ist es so wichtig, im Umgang mit Übergewichtigen auf die Komplexität und Differenziertheit menschlicher Entwicklung und Psyche zu achten, was nichts anderes heißt, als mit ihnen zu handeln, statt sie zu behandeln, zu gewähren statt vorzuenthalten und das pädagogisch-therapeutische Vorgehen zu spezifizieren und zu differenzieren, statt Übergewichtige zu klassifizieren. Dann erst ist den Betroffenen die so wichtige Verhaltensänderung möglich, ohne die sie nichts erreichen!

Denn die beständige Erinnerung an nicht gedeihliche Lebensbedingungen in der Kindheit mobilisiert immer auch das Gefühl des Ausgeliefertseins an negative Erfahrungen, die anderen erspart geblieben sind. Der bittere Gedanke setzt sich fest, dass alles auch ganz anders hätte verlaufen können, wenn da nicht das erlebte Unglück in Form einer Alkoholabhängigkeit oder einer psychischen Erkrankung eines Elternteiles, von sozialer Not, aggressiver Auseinandersetzung oder dissozialer Entwicklung die Familie getroffen hätte, das ein Aufwachsen in leidlich stabilen Verhältnissen verwehrt hat.

Ich stelle immer wieder fest, dass viele Übergewichtige sich als unglückliches Wesen sehen, das durch genetisches Erbe, Erziehungsfehler der Eltern, Versagen des Lebenspartners oder durch Arbeitsbedingungen krank gemacht wurde. Wer auf diese Weise lebt, lässt einen Verantwortlichen außer Acht: sich selbst! Doch nur wenige wollen diese Verantwortung wirklich bei sich sehen, geschweige denn übernehmen. Die meisten weisen sie mit zunächst sogar vernünftig klingenden Erklärungen weit von sich.

Und nicht nur die Betroffenen selbst verlieren sich im fein konstruierten Erklärungslabyrinth. Auch alle anderen am Problem Beteiligten machen mit beim großen Verschiebespiel: Die Gesundheitsbehörden sagen, Übergewicht resultiere aus einem Ungleichgewicht im Energiehaushalt(!), da die Menschen zu kalorienreich essen und zu wenig Sport treiben würden. Die Lebensmittelkonzerne beklagen zwar nicht das kalorienreiche Essen, aber den Bewegungsmangel bei den Konsumenten, die Medien wiederum bezichtigen die Lebensmittelindustrie der Profitgier auf Kosten der Bevölkerung. Die Atkins-Anhänger verteufeln die Kohlenhydrate, die Ornish-Anhänger verdammen das Fett, die Fruchtsafthersteller machen die Limonaden verantwortlich, die Limonadenhersteller verweisen auf die vielen Kalorien in den Fruchtsäften, die Schule sieht die Verantwortung ausschließlich bei den Eltern, die Eltern nehmen die Schule in die Pflicht. Wie also soll ein Problem gelöst werden, wenn niemand sich verantwortlich fühlt?

So verschieden wir in unseren Ausprägungen auch sein mögen, es eint uns alle das starke Bedürfnis nach Sicherheit und Geborgenheit. Verbindet sich damit für uns doch Lebensfreude, Leistungsstärke und ein erfülltes Leben. Eine Erkrankung macht uns schlagartig bewusst, wie labil dieser Zustand der Ausgeglichenheit ist und wie empfindlich wir darin gestört werden können. Im Moment einer solchen Störung legen die meisten von uns fast automatisch die Verantwortung für das körperliche und seelische Wohl in die Hand von sogenannten Spezialisten, statt zunächst zu versuchen, selbst etwas zu unternehmen. Sei es, weil uns das Wissen um bewährte Hausmittel oder Heilpflanzen abhanden gekommen ist, sei es, weil wir unserer Intuition nicht mehr vertrauen und die Zeichen unseres Körpers nicht mehr sicher zu deuten vermögen. Aber der Hauptgrund dafür, dass wir die Verantwortung für unseren Zustand delegieren, liegt darin, dass wir unsere Erkrankungen nicht mit eigenem Fehlverhalten in Verbindung bringen, sondern sie als etwas betrachten wollen, das uns von übermächtigen Kräften wie dem Schicksal, den Eltern, der Gesellschaft oder auch den Genen auferlegt wurde.

Feststellungen und Aussagen, die suggerieren, dass der Grund von Fehlentwicklungen nicht bei uns selbst, sondern in irgendeinem zu benennenden «Außen» zu suchen ist, entlasten uns und sprechen uns von Eigenverantwortung frei. Das heißt: Wenn unsere körperlichen und emotionalen Lebensnöte, konkret also auch Übergewicht, als Produkt genetischer Anlagen diagnostiziert werden, besteht keinerlei Veranlassung mehr, nach selbst zu verantwortenden Fehlsteuerungen zu suchen. Stattdessen geben wir uns der trügerischen Erwartung hin, mit Hilfe von Pillen oder Protein-Shakes oder auch hochtechnisierten Geräten zurück zu einem schlanken Körper zu kommen – möglichst rasch, möglichst reibungslos.

Was wirklich hilft: Das Selbstbild ändern

Viel wichtiger, als ausgeklügelte Programme zur Gewichtsreduktion zu entwickeln, scheint mir, überhaupt erst einmal zu erkennen, wie unser Gehirn und damit Hormone und Emotionen im limbischen System einerseits, soziale Umweltfaktoren und frühkindliche Erfahrungen andererseits in Wechselwirkung miteinander stehen und den Stoffwechsel gestalten – und damit ganz bestimmt Übergewicht mitverursachen!

Niemand wird heute mehr den Zusammenhang von frühkindlicher Traumatisierung und späteren psychosomatischen Erkrankungen leugnen wollen. Nur zu gut kennen wir inzwischen die enge Beziehung zwischen Psyche und Körper. Insofern sollten wir in körperlichem Übergewicht zunächst und hauptsächlich seelisches Leiden an der Familie, der Gesellschaft und ganz besonders an sich selbst symbolisiert sehen.

Der seelische und körperliche Gleichlauf ist heute auch wissenschaftlich nachgewiesen. Bekannt ist, dass dem bewussten Erleben von Gedanken und Gefühlen unbewusste neuronale Prozesse zeitlich einige hundert Millisekunden vorhergehen und insofern die Inhalte unseres Bewusstseins bestimmen. Doch leider sind diese Erkenntnisse in der therapeutischen Arbeit um Gewichtsreduzierung und Veränderung des Essverhaltens immer noch nicht überall und vollständig angekommen. Wir haben hier – wie an so vielen anderen Stellen auch – demnach kein Wissensproblem, sondern ein Umsetzungsproblem. Wo also liegen die wirklichen Ursachen für Übergewicht und die echten Hemmfaktoren bei der Gewichtsreduktion? Oder anders gefragt: Warum gelingt es Übergewichtigen selten, zu gezügelten Essern zu werden und auf Dauer abzunehmen?

Aus neurobiologischer Sicht ist die zentrale Annahme der

Verhaltenstherapie, die versucht, über Vorstellungen und Gedanken das Erleben und Verhalten positiv zu beeinflussen, dass unsere Gedanken unsere Emotionen verursachen und infolgedessen Übergewicht das Ergebnis falscher Einstellungen zum Essen sind, sehr kritisch zu betrachten. Denn Übergewicht kann nicht als Ergebnis falscher Gedanken und Handlungen betrachtet werden. Dass ich denke, ich genüge den Ansprüchen meiner Umgebung nicht, und deshalb bewusst beginne, meinen Körper mit Essen vollzustopfen, ist schwer vorstellbar. Übergewicht ist und bleibt in erster Linie das Ergebnis von bewussten und unbewussten Emotionen, die uns ein falsches Bild von uns und anderen vermitteln. Der Glaubenssatz «Ich bin eine dicke hässliche Kröte» ist zunächst eine riesengroße emotionale Belastung, die eine innerpsychische Kampf-oder-Flucht-Reaktion zur Folge hat. Deshalb kann eine gedankliche Umstrukturierung allein keinen körperlichen Effekt haben. Vielmehr muss zuallererst eine emotionale Umstrukturierung stattfinden, die dann natürlich zur Folge haben kann, dass der Übergewichtige sich selbst und die Welt auch kognitiv anders sieht und entsprechend anders denkt und handelt.

Neueste Untersuchungen der Entwicklungsneurobiologen zeigen, dass der präfrontale Cortex, hauptverantwortlich für die situationsangemessene Handlungsplanung im Gehirn, gar keinen direkten Einfluss auf die verhaltenssteuernden limbischen Zentren besitzt, sondern umgekehrt, ähnlich einer Einbahnstraße, seinerseits vom limbischen Gehirn stark beeinflusst wird. Hier müssen sich die Veränderungen in unserer emotionalen Sicht auf uns selbst und auf andere vollziehen, die dann zu einer Änderung des Gewichts führen.

Das Motiv, Süßes zu essen, um sich zu beruhigen, geht auf unbewusste, emotionale Prozesse zurück, die anzeigen: «Lieber nichts tun als das Falsche tun.» Im Gegensatz dazu beruht das Ziel, das Gewicht zu kontrollieren, auf bewussten Prozessen: «Ich muss die Kalorien zählen» oder «Ich muss Sport treiben». Weil Übergewicht also nicht unser bewusstes Denken symbolisiert, sondern unser unbewusstes Leiden an der Familie, an der Gesellschaft und ganz besonders an uns selbst, ist ihm auch nicht, zumindest nicht ausschließlich, mit bewussten, rein rational gesteuerten Maßnahmen beizukommen.

Hemmfaktoren

Neurotransmitter

In Stresssituationen, die schnelles, impulsives Handeln erfordern, wird im sympathischen Teil des vegetativen Nervensystems die Freisetzung von Dopamin erhöht. Verlangt die Situation hingegen Zurückhaltung, wird Dopamin verringert und die Ausschüttung von Serotonin im parasympathischen Teil des vegetativen Nervensystems erhöht, nach dem Motto: «Es ist besser, gar nicht zu reagieren als falsch zu reagieren.» Hormone wie Oxytocin und Cortisol und Neurotransmitter wie Dopamin, Serotonin, Noradrenalin und Acetylcholin sind aufs Engste mit unserer Seele verbunden und liefern wichtige Impulse für unser Denken, Fühlen und Verhalten. Die neurochemischen Substanzen stehen in Wechselwirkung miteinander und tragen so zur Bildung unserer Persönlichkeit, unserer Psyche und ihren Störungen bei, also auch von Über- oder Untergewicht.

Negative Erfahrungen in früher Kindheit können das Dopamin-Serotonin-System beeinträchtigen und so einerseits zu einem Überschuss im Belohnungserwartungssystem führen. Das heißt: Erfahren wir hinsichtlich unserer Kampf-oder-Flucht-Reaktion (Sympathikus) oder des Totstellreflexes (Parasympathikus) kein hinreichendes Gefühl der Befriedigung oder Belohnung, bildet sich ein verstärkter Drang oder gar eine Gier nach intensiver Belohnung – bekannt unter anderem als Heißhungeranfälle! Andererseits haben Menschen mit einem Defizit im Belohnungserwartungssystem ein Motivationsproblem, weil das eigene Handeln nicht mit ausreichenden Belohnungserwartungen verbunden ist. Apathie und Hoffnungslosigkeit können hier die Folge sein.

Serotonin hält uns davon ab, in einer ausweglosen Stresssituation etwas zu unternehmen. Noradrenalin fokussiert unsere Aufmerksamkeit und fördert emotionale Erinnerungen. Acetylcholin unterstützt uns, unser Verhalten optimal an die soziale Umwelt anzupassen, und Opioide fördern unser Wohlgefühl und vermindern so das Gefühl sozialer Ablehnung. Kein Wunder, dass frühkindliche Erfahrungen von sozialer Ablehnung, Misshandlung, Verlust einer Bindungsperson und vielem mehr auf die eine oder andere Art suchtgefährdend wirken (zum Beispiel Lust auf Süßes). Der Versuch, im Essen einen Ausgleich zwischen den familiären Anforderungen und unseren individuellen Bedürfnissen zu finden, endet nahezu zwangsläufig in einer Gewichtskrise.

Die Dominanz der psychosozialen Ursachen für Übergewicht darf uns selbstverständlich nicht die klassischen Stoffwechselstörungen als Auslöser übersehen lassen, in diesem Fall besonders die Schilddrüsenfunktion.

Dauerhaft gehemmte Emotionen können in Verbindung mit einem erhöhten Sauerstoffverbrauch und einer erhöhten Bildung von Stickstoffoxiden aber auch zu einer mangelnden Versorgung des Körpers mit den Schilddrüsenhormonen Trijodthyronin (T_3) und Thyroxin (T_4) führen, auch bekannt als Schilddrüsenunterfunktion. Schilddrüsenhormone wirken sich auf den gesamten Organismus leistungssteigernd aus und erhöhen damit unseren Energieverbrauch und Grundumsatz. Die Folgen einer Unterversorgung sind eine geringere körperliche und geistige Leistungsfähigkeit, die bis hin zu einer Depression gehen kann.

Eine Studie aus dem *American Journal of Clinical Nutrition* beinhaltet sogar die Schlussfolgerung, dass sich nach einer reinen «Stress-Diät» der Hormonspiegel noch etwas weiter verschlechtert. Auf kurze Sicht scheint eine Formula-Diät hilfreich zu sein, um schnell Gewicht zu verlieren. Man muss sich jedoch im Klaren sein, dass dies eher eine Symptombehandlung ist und die Ursache für die Neigung zu Übergewicht und Fettleibigkeit nicht beseitigt. Daher ist die Wahrscheinlichkeit, das verlorene Gewicht wieder zuzunehmen, ziemlich groß.

Sozialer Druck und Selbstbild

Die Tatsache, dass es Übergewichtigen extrem schwerfällt, ihr Gewicht dauerhaft zu vermindern, lassen starke genetische Einflussfaktoren vermuten. Doch das hat sich in verhaltensgenetischen Studien nicht bestätigt. Im Gegenteil: Zwillingsstudien zeigen, dass die Erblichkeit eines erhöhten BMI nur bei 25 Prozent liegt. Damit bleibt viel Spielraum für den Einfluss von sozialen Umweltfaktoren. Als Hinweis auf die große Bedeutung des Einflusses von Umweltfaktoren auf das Körpergewicht kann auch das dramatische Anwachsen von Übergewicht und Adipositas in den letzten drei Jahrzehnten in westlichen Gesellschaften gewertet werden. Essstörungen wie Fettleibigkeit, Magersucht, Ess-Brech-Sucht oder Ess-Sucht finden wir nahezu ausschließlich in wohlhabenden Gesellschaften mit einem Nahrungsmittelüberfluss.

Der entscheidende Unterschied jedoch zwischen früheren und aktuellen Formen von Essstörungen hat mit der Rolle des Körpergewichts zu tun. Heute wird mit einem drastischen Essverhalten versucht, ein bestimmtes Körpergewicht zu erreichen oder zu halten, um den gesellschaftlichen Normen zu entsprechen. Folgt man der allgemeinen Auffassung, dann ist das Schönheitsideal der westlichen Welt einer der wichtigsten sozialkulturellen Faktoren für die Entstehung von Essstörungen. Es ist unbestritten: Wer schön und attraktiv sein will, muss heutzutage schlank sein. Wer soziale Anerkennung erreichen will, muss gesund und schlank sein. Wer Erfolg haben will, muss schlank und fit sein. In der Tat, dem gesellschaftlichen Diktat des Schlankheits- und Schönheitsideals ist nur schwer zu entkommen.

Doch wenn Sie genau hinsehen, liebe Leser, dann weist die Tatsache, dass unsere ständige Sorge unserem Aussehen gilt, nicht auf ein Schönheitsproblem hin, sondern auf ein veritables Identitätsproblem – ein Problem mit unserem Selbstbild, das unseren Energiestoffwechsel permanent antreibt – und uns im ungünstigen Fall immer dicker und kränker werden lässt. So wird Übergewicht zum körperlich-symbolischen Ausdruck individuell-leiblicher Bedürfnisse, Ängste und Nöte, die gesellschaftlich, insbesondere familiär hergestellt werden.

Das Bild, das wir von unserem Körper haben, spielt eine wichtige Rolle für das Selbstbild und damit für unsere Identität. Wer sich als dick, klein, alt, sportlich, kraftvoll, schön oder attraktiv wahrnimmt, bewertet nicht nur seinen Körper, sondern seine ganze Person! Wer ein positives Körperbild von sich besitzt, hat auch ein positives Bild von sich selbst als ganzer Person. Umgekehrt bedeutet ein negatives Körperbild in aller Regel ein negatives Selbstbild. Körperbild und Selbstbild sind somit untrennbar verknüpft, und im Falle eines negativen Bildes treten Stressempfindungen und ein erregter Energiestoffwechsel als

Begleiterscheinungen auf – wir stressen uns und unseren Körper andauernd selbst.

Die Sorge um unsere Figur ist letzten Endes nicht ästhetisch, noch weniger gesundheitlich motiviert, sondern gründet auf dem Bedürfnis nach Anerkennung, Aufmerksamkeit und Zugehörigkeit. Übergewichtige sind immer wieder abfälligen Kommentaren und Diskriminierung ausgesetzt, was zwangsläufig zu Minderwertigkeitsgefühlen und Selbsthass führen muss.

Wie bei anderen Essstörungen liegt beim Übergewicht demnach kein Essens-, Figur-, Gewichts- oder Schönheitsproblem vor – damit ist lediglich die Symptomebene angezeigt. Worum es eigentlich geht, ist ein Identitätsproblem, das mit Hilfe des Körpers gelöst werden soll.

Bindungserfahrungen

In den ersten sechs Lebensjahren erleben wir unsere Identität in einer Differenzerfahrung im Verhältnis zu unseren Eltern und nicht durch Werbung, Mode und Massenmedien, auch wenn immer davon die Rede ist. Frühe Belastungserfahrungen durch familiäre Dauerkrisen und fehlende Feinfühligkeit der Eltern in der Erziehung können zu einem Mangel an emotionaler Beziehungs-, Impuls- und Belohnungsregulierung führen.

Werden wir in den ersten Lebensmonaten von unseren Eltern nicht erfühlt und erfüllt, weil sie in Beziehungskonflikten stecken, sich überlastet und überfordert fühlen, dann stürzen wir in eine Bindungsleere. Später finden wir dann Ersatz unter anderem im Essen, um wenigstens ein bisschen Sicherheit und Befriedigung zu fühlen.

Säuglinge und Kleinkinder dulden im Hinblick auf ihre Bedürfnisbefriedigung in der Regel keinen Aufschub. Ihr Gehirn sagt: «Ich will alles und zwar sofort!» Bliebe es bei diesem Anspruch, würde das ein soziales Leben und damit auch das eigene Vorankommen stark behindern. In einem sehr mühsamen Prozess lernen wir deshalb, dass uns die lebenswichtige Anerkennung, Wertschätzung und Liebe der Eltern oft nur dann zuteilwird, wenn wir deren Werte, Ideale und Erwartungen erfüllen. Gelingt eine positive Eltern-Kind-Bindung, fördert das soziales Bindungsverhalten, Vertrauen und Empathie gegenüber sympathischen Menschen und eine Verteidigungshaltung gegenüber Angreifern.

Erfahren wir jedoch in unserer Kindheit und Jugendzeit Ablehnung durch unsere Eltern, so kann dies zu Bindungs- und Persönlichkeitsstörungen führen. Mit tief verwurzelten, starren Verhaltensmustern, die sich ganz besonders in Mager- und Esssucht zeigen, versuchen wir uns den Erwartungshaltungen der Eltern zu entziehen, notfalls mit einem völlig aus den Fugen geratenen Körper als letztem Ausdruck unserer Autonomie. *«Sie können mich zwingen, alles zu tun, was sie wollen, aber sie können mich nicht mehr zwingen, etwas Bestimmtes zu essen.»* So erklärte eine Patientin ihre innere Haltung als magersüchtige Jugendliche. Sogenannte «Übergewichtsfamilien» sind geprägt von Harmonie, Leistung, Fürsorge und Dasein für andere, symbiotischen Beziehungsmustern und grenzüberschreitenden Interaktionsmustern, die es den Kindern nicht gestatten, selbständig und losgelöst von anderen zu leben. Eine emotionale Ursuppe, die ein entwicklungsgemäßes starkes Selbstbewusstsein, eine Selbstbefähigung, ein positives Selbstbild im Keim erstickt. Auch hier sind unter den möglichen körperlichen und seelischen Störungen als Folge ganz besonders Essstörungen vertreten.

Der emotionale Schutzreflex

Wenn wir die genannten Ursachen für Übergewicht Revue passieren lassen, dann neigen wir in «schweren Zeiten» zu vermeintlich energiereichen Kalorienbomben. In diesem Augenblick ist unser kleiner bewusster Verstand gegenüber dem Körper und seinem kraftvollen Energiestoffwechsel machtlos.

In schweren Zeiten ist unser Körper in Alarmbereitschaft, entweder durch eine augenblickliche Gefahrensituation oder ein dauerhaftes negatives Selbstbild, und unser Energiestoffwechsel verlangt wie ein Säugling: «Ich will alles und zwar sofort!» Wir entwickeln Heißhunger auf schnelle, energiereiche Kohlenhydrate. Unser Energiestoffwechsel sorgt eben nicht für schlechte Zeiten vor, das macht der Baustoff-Stoffwechsel, er tickt anders: «Alles hat seine Zeit, nur ich hab keine!» Jetzt ist unser Gemüt herabgestimmt, jetzt muss gehandelt werden. Und wenn Süßes schon vor dem Mund ist, ist auch keine Zeit, um die Fettvorräte umzubauen!

Übergewichtigen ist also mehr geholfen, ihren psychosozialen Stress in den Griff zu bekommen und damit ihren Energiestoffwechsel zu beruhigen, als mit Ratschlägen, die wiederum nur zu Schuldgefühlen führen und das Leben wieder und wieder unnötig schwer machen.

Natürlich ist die Intensität belastender Emotionen bei jedem Menschen anders ausgeprägt. Während manche Menschen Extremsituationen wie Unfälle, Überfälle oder Misshandlungen ohne spätere Anzeichen von vermehrter Angst überstehen, zeigen andere auf so banale Zwischenfälle wie negative Bemerkungen oder kleine Misserfolge in Schule oder Beruf schon eine deutliche Verunsicherung als Reflex. Auch hier stellt sich wieder die Frage danach, ob die Ursachen für die jeweilige Art der Reaktion in der genetischen Ausstattung eines Individuums oder in seinen Erlebnissen in frühen Lebensphasen zu suchen sind.

Selbst wenn wir davon ausgehen, dass ein gewisses Maß an Angstverhalten genetisch angelegt ist, zeigt doch die Beobachtung, dass ein großer Anteil der Ängste jedes einzelnen Menschen durch seine individuellen Erlebnisse im Leben geprägt ist. Ein Grund dafür ist, dass das mit Emotionen befasste limbische System auch Erinnerungen, genauer gesagt Erfahrungen, in einem Angstgedächtnis speichern kann. Auch wenn diese Erinnerungen zumeist nur sehr schemenhaft vorhanden sind, reichen sie doch aus, um schnell einen emotionalen Reflex in Gang zu setzen. Individuelle «Angstursachen» beruhen daher wohl überwiegend auf emotionalen Erfahrungen und Erlebnissen aus den ersten Lebensjahren. Häufig lösen wiederholte angsteinflößende Situationen längerfristig anhaltende Angsterscheinungen aus.

Ängste können also in einem eigenen emotionalen Gedächtnis festgehalten werden. Speziell die Amygdala als Teil des limbischen Systems ist für diese Speicherung zuständig. Man vermutet, dass traumatische Erlebnisse in früher Kindheit zwar keine bewusste Erinnerung zulassen, die Amygdala aber solche Erfahrungen festhält und späteres Verhalten damit beeinflusst. Beim Hervorrufen eines so bewahrten Angstgefühls werden Schutzreflexe ausgelöst, an denen häufig mehrere Reaktionen beteiligt sind.

Ein sehr prägnantes Beispiel dafür lieferte eine meiner Teilnehmerinnen, die im Alter von 30 Jahren einen Anruf ihrer leiblichen Mutter erhielt und von diesem Augenblick an mit ganz entsetzlichen Verlustängsten zu kämpfen hatte. Diese Reaktion war für sie völlig unverständlich, bis sie nach einiger Zeit der Arbeit mit mir erkennen konnte, dass diese emotionale Antwort nichts anderes als ein Schutzreflex war. Im Alter von zwei Jahren ist sie von ihrer Mutter verlassen worden, und ihre durch den Anruf reaktivierte Verlustangst war ein Schutzreflex ihres Unbewussten, nicht noch einmal verletzt zu werden.

Wissenschaftler konnten feststellen, dass unser Unbewusstes, unser vegetatives Nervensystem alles speichert und schneller reagiert als unser bewusster Verstand. Das Unterbewusstsein denkt also nicht, sondern erkennt emotional!

Belastungssituationen unserer Kindheit

Erfahrungen aus der Kindheit, so kann man sagen, werden im Körper nicht sprachlich kodiert gespeichert, sondern als leibhaftiges Erleben. Die Aktivierung zentralnervöser Systeme durch unsere Emotionen ist Voraussetzung jeglicher Handlung. Und welche Emotionen in diesem Orchester tonangebend sind, welche Belastungen sich dabei einstellen, das entscheidet sich zum allergrößten Teil in der Kindheit.

Wie sehr beispielsweise Kinder von psychisch kranken Eltern gefährdet sind, zeigen erschreckende Zahlen. Eine Studie von 2012 machte deutlich, dass etwa drei bis vier Millionen Kinder von insgesamt 13 Millionen Minderjährigen in Deutschland mit oder bei mindestens einem psychisch kranken Elternteil aufwachsen. Stellen Sie sich das einmal vor: Fast jedes dritte bis vierte Kind befindet sich in einer schwierigen Situation. Diese Kinder können das Verhalten ihrer Eltern vielfach nicht verstehen, geraten in Loyalitätskonflikte und Rollenverschiebungen. Sie werden zu elterlichen Unterstützern und ihre Eltern zu «bedürftigen Kindern». Dieses Muster nennt sicht Parentifizierung. Sie haben dann noch ein deutlich höheres Erkrankungsrisiko als andere Kinder: Etwa 70 Prozent(!) der Kinder von psychisch erkrankten

Eltern entwickeln selbst psychische und körperliche Störungen unterschiedlichster Art – ganz besonders Essstörungen wie Übergewicht, Adipositas, Magersucht, Bulimie.

Auch in den Familien mit Alkoholabhängigen zum Beispiel kommt es zu Veränderungen der Rollenaufteilung und zur kindlichen Übernahme von Verantwortung für den abhängigen Erwachsenen, um ihn zu entlasten und gleichzeitig die Familie vor den Folgen seiner Unzuverlässigkeit zu schützen. Das Entgegenkommen und die Konfliktvermeidung gegenüber dem Abhängigen geschehen in der Hoffnung, dadurch seinen Alkoholkonsum zu reduzieren, aber auch seine durch den Alkohol gesteigerte Gewalttätigkeit einzudämmen.

In der familientherapeutischen Literatur wird immer wieder die Ausbildung von Rollen beschrieben, die Kinder aus Alkoholikerfamilien wählen. Beispiele sind der Clown, der mit Herumkaspern als Ausdruck von Hyperaktivität die Aufmerksamkeit auf sich ziehen und der Familie Spaß bereiten will, oder das «stille Kind», das zum Beispiel durch Schüchternheit und Einzelgängertum versucht, die Familie nicht noch mehr zu belasten und ihr eine Erleichterung zu verschaffen. Symptome wie Leistungsschwäche, Aufmerksamkeitsdefizit mit und ohne Hyperaktivität, geringes Selbstwertgefühl, aber auch Aggressivität, störende, anstrengende oder zurückgezogene Verhaltensweisen, starke Gefühlsschwankungen und Einnässen sind Ausdruck emotionaler Belastungen.

Verstehen Sie mich bitte richtig. Ich möchte bei Ihnen eine Sensibilität wecken, die viele von uns verdrängt haben aus Angst, Mutter und Vater schuldig zu sprechen. Doch es geht nicht um die Frage von Schuld – dann wäre die nächste emotionale Belastung vorprogrammiert. Es geht darum, die Symptome eines übergewichtigen Kindes und späteren Erwachsenen nicht isoliert von seiner Familiengeschichte zu betrachten.

So antwortete der als hyperaktiv diagnostizierte und mit Ritalin medikamentös eingestellte zehnjährige Sohn einer depressiv gestimmten jungen Mutter auf die Frage, warum er eigentlich immer so herumkaspere: «Damit Mama wieder was zu lachen hat!» Unter den psychischen Belastungen im Kindes- und Jugendalter sind Asthma und Übergewicht mit etwa 15 Prozent, Angststörungen mit 10,4 Prozent, dissozial-aggressive Störungen mit knapp 7,5 Prozent und hyperaktive Störungen mit knapp 5 Prozent vertreten.

In Familien mit tief verwurzelten Verhaltensmustern von persönlichkeitsgestörten Eltern ist so gut wie immer eine Dynamik zu finden, in der den Kindern Rollen zugeteilt werden: entweder die des Sündenbocks oder die des goldenen Kindes. Diese Rollen werden von Eltern oder einem Elternteil wie vom Regisseur für einen Film festgelegt, und zwar bereits so früh, dass ein Kind nicht die Möglichkeit hat, sie zu erkennen, geschweige denn ihnen zu entgehen. Das Kind in der Rolle des Sündenbocks ist nie gut genug, ist immer an allem schuld. Es ist im Prinzip nur da, um die negativen Seiten eines Elternteils zu verkörpern. Oft wird (unbewusst) das Kind, das aus welchen Gründen auch immer am meisten auf die Nerven geht, regelrecht in die Rolle des Sündenbocks gedrängt. Das goldene Kind dagegen ist das großartige Kind, das beste, schönste, klügste, talentierteste, das nie etwas falsch machen kann. Mutter oder Vater oder beide projizieren alle ihre guten Eigenschaften, ob nun tatsächlich oder nur als Wunschvorstellung vorhanden, auf dieses Kind. In beiden Fällen tragen die Kinder ihr ganzes Leben lang schwer an den verzerrenden Zuschreibungen, was sie dann oft genug nur körperlich zum Ausdruck bringen können.

Auch eine Scheidung gehört zu den wesentlichen kindlichen Belastungssituationen. Oft schleicht sich hier im Vorwege in den Familien eine dysfunktionale, das heißt nicht mehr gleichberechtigte Kommunikation ein und ein Verhalten, das als *high expressed emotion* bezeichnet wird. Das bedeutet, Konflikte und schädigendes Verhalten sind mehr oder weniger an der Tagesordnung, es herrscht eine bedrückende Atmosphäre, die von einem Kind, das in solch einer Familie aufwachsen muss, allerdings als normal wahrgenommen wird und auch im Erwachsenenalter nur schwer in Frage gestellt werden kann. Verständlich also, dass Töchter und Söhne zu einem schlecht angepassten Verhalten neigen, das als Reaktion eingeübt und gelernt wurde, um Angst und Beklemmung zu vermeiden, das aber oft jedoch negative Folgen wie Über- oder Untergewicht und sonstige Essstörungen nach sich zieht.

Es sind also nicht nur die Extreme, körperliche, seelische oder sogar sexuelle Gewalt, die so sehr die gesellschaftliche Aufmerksamkeit erregen und heftig verurteilt werden, die eine Familienentwicklung zur Ursache für quälende Probleme bei den Kindern machen. Es sind die sogenannten alltäglichen Vorkommnisse, die sich als Probleme oft unbemerkt einschleichen und Kinder unter enormen Druck setzen. Kinder leiden und dies nicht zu knapp unter mangelnder Erziehungskompetenz, mangelnder Alltagsstruktur, Unzuverlässigkeit, Vernachlässigung, emotionalen Ausbrüchen, Aggression und vermehrten Konflikten, Isolation, finanziellen Schwierigkeiten der Familie, drohender oder tatsächlicher Arbeitslosigkeit, kurz all dem, was einem ganz normalen Leben an Schwierigkeiten und Belastungen wiederfahren kann. Und das ist auch der Grund, weshalb wir uns so schwertun, im Erwachsenenalter die Belastungen der Kindheit zu erkennen und distanziert zu betrachten.

EINEN NEUEN UMGANG
MIT SICH SELBST FINDEN

Das Versagen der Eltern, der Verlust eines geliebten Menschen, kurz das Unglück, das über die Familie hereingebrochen ist und das stabile Aufwachsen des Kindes zerstört hat, kann nachträglich durch nichts und niemanden ungeschehen gemacht werden. Nur die Erkenntnis und Akzeptanz, dass nicht die biographischen Katastrophen, nicht die Bedingungen der Familienentwicklung, sondern unsere Bewältigungsstrategien, die Art, wie wir versucht haben, mit negativen Emotionen und Gedanken umzugehen, uns in Leid und Übergewicht geführt haben, nur diese Erkenntnis gibt uns die Kontrolle über unser eigenes Leben zurück, das wir nun wieder selbst bestimmen können und nicht mehr vom Druck durch negative Emotionen bestimmen lassen müssen.

Erst wenn die eigenen Schwierigkeiten erkannt werden, wir also die eigene Bedürftigkeit wahrnehmen und mitteilen, die eigenen Emotionen ertragen, das Selbst in seinen Identitätsaspekten sowie die Unsicherheit der Selbstbewertung sehen können, dann begreifen wir auch, wie schwer es ist, eigene, selbstbestimmte Lebensformen zu entwickeln, sich von einer belastenden Familiengeschichte zu lösen, sich neu zu positionieren und erfüllende soziale Beziehungen aufzubauen.

Therapeutisch stellt sich dadurch eine doppelte Aufgabe: Der Betroffene kann sein falsches Essverhalten aus eigener Kraft verändern. Zwar ist seine Hilflosigkeit angesichts des strukturellen Defizits genauso groß wie sein Ausgeliefertsein an die Heißhungerattacken, die sich von einem bestimmten Zeitpunkt an suchtartig verselbständigt haben. Doch was wir verändern können, das sind unsere veralteten Bewältigungsstrategien und Konzepte von uns selbst, von anderen und von der Welt. Wir können lernen, zu erkennen, welche Bewältigungsstrategie – Flucht oder Vermeidung, Kampf oder Kontrolle (Überkompensation), Totstellen oder Unterwerfung – gerade aktiviert ist.

So können wir lernen, das eigene Denken, Fühlen und Handeln besser zu verstehen und es auch schrittweise zu verändern, dann wenn es sich in Bezug auf unseren Körper oder auf Angehörige, Kollegen und Freunde als schwierig, unangemessen, ungeeignet erweist. Dafür müssen wir die kindlichen Erfahrungen und damit verbundenen Bewältigungsstrategien als solche erkennen und klären, um uns in die Lage versetzen zu können, unsere Bedürfnisse im Hier und Jetzt zu erfüllen und neue, gesündere Strategien für uns zu entwickeln. Das höchste Ziel ist es, das eigene Leben entsprechend den eigenen Zielen und Werten besser zu gestalten und mehr Kompetenz im Umgang mit sich selbst zu erlangen.

Um das irgendwann zu erreichen, müssen übergewichtige Menschen als Erstes einen Rahmen für sich finden, der es ihnen erlaubt, ihr Selbstbild zu verändern, dieses Bild der «hässlichen Kröte», die antriebsarm, bewegungsscheu, gefräßig und undiszipliniert ist. Dieses Klischee, das wie jedes Klischee wenig bis nichts mit der Realität zu tun hat, müssen sie für immer zurückweisen und ihre wahren Charaktereigenschaften, auch und vielleicht ganz besonders ihre verletzte Persönlichkeit entgegensetzen. Auch ein übergewichtiger Mensch ist mehr als nur sein Gewicht. Er hat Gefühle (die ständig verletzt werden), hat Fähigkeiten (die er oft genug nicht mehr leben kann), hat Erfahrungen (die ihn unter anderem zu dem gemacht haben, was er für seine Außenwelt nur noch ist). Der Wechsel einer einmal verfestigten Sichtweise auf sich selbst ist keine leichte Aufgabe, auch für Normalgewichtige nicht. Der große Unterschied ist nur der, dass Übergewichtige ihr Problem sozusagen in aller Öffentlichkeit zeigen und damit all den Kränkungen ausgeliefert sind.

Da wir nun wissen, dass Übergewicht Ausdruck ist von tiefgreifenden dysfunktionalen Bewältigungsstrategien aus der Kindheit gegenüber schädlichen Bindungs-, Beziehungs- und Identitätserfahrungen und dem dadurch erregten Energiestoffwechsel, wird noch einmal deutlich, dass die Stigmatisierung von Übergewichtigen letztlich nur von Ohnmacht und Ignoranz der Helfer zeugt, die mechanisch und technokratisch in den ihnen anvertrauten Patienten das zu verändern suchen, was und wie sie selbst nicht sein wollen.

Wenn wir die Sache mit unserem biologischen, emotionalen und sozialen Körper, in dem unsere Psyche wohnt, verstanden haben, erscheint das Abnehmen plötzlich stimmig und sinnvoll – und unsere Biologie als mächtiger Lenker menschlichen Erlebens und Verhaltens greift unsere neuen Einsichten, Erkenntnisse und das damit verbundene Abarbeiten unserer Enttäuschungen liebend gern auf. Die Angst, ein Lebtag krank zu sein, geht verloren. Sehr schwere Menschen müssen kaum vorstellbare 30, 40 oder gar 50 Kilo Gewicht verlieren, um ihren Stoffwechsel und ihre Gelenke wirksam zu entlasten. Das aus eigener Kraft zu schaffen, ist mit einem biopsychosozialen Konzept, das emotionale Verhaltensmuster löst, erst möglich.

Gleichgültig um welche körperliche oder emotionale Problematik es geht, wir müssen begreifen, dass die bunte, laute, glückliche oder unglückliche Welt da draußen und in unserem Körper das Produkt unserer eigenen Emotionen ist. Und das Ende der Herrschaft negativer Emotionen und/oder körperlicher Fehlsteuerungen wie Übergewicht setzt die Einsicht in die falsche Übereinstimmung und Verbundenheit mit dem sozialen Umfeld voraus.

TEIL III

BELASTENDE EMOTIONEN ERSPÜREN UND AUFLÖSEN

Wie Körper und Seele beruhigt werden können

DIE KRAFT DER INNEREN BILDER

Wie wir in Teil II gesehen haben, geht die Kraft und Wirkung der Emotionen weit über das hinaus, was wir gewöhnlich unseren Gefühlshaushalt oder unsere Seele nennen. Unsere Emotionen drücken sich immer und unwillkürlich auch körperlich aus. Forschungen zufolge lassen sich Emotionen im Körper sogar sehr eindeutig verorten. Der sogenannte Körperatlas der Gefühle zeigt, welche Emotionen in welchen Regionen des Körpers zu spüren sind. Glücksgefühle sind demnach wohltuend spürbar von Kopf bis Fuß, während sich bei Depressionen insbesondere die Gliedmaßen kraftlos und unterkühlt anfühlen. Das Gefühl von Stolz steigt im wahrsten Sinne des Wortes zu Kopf, das der Angst macht sich eher im Brustbereich bemerkbar. Was also ist naheliegender, als diese direkt wirkende Verbindung von Körper und Seele auch bei Störungen, gleich ob stärker körperlich oder stärker seelisch empfundenen, als Ganzes in den Blick zu nehmen?

Menschen, die als Kind zum Beispiel nie oder nur einge-schränkt in dem Gefühl lebten, wertvoll zu sein, weil sie auf die elterliche Liebe, Unterstützung und Aufmerksamkeit, die sie brauchten, ganz oder teilweise verzichten mussten, lernen in ih-rem Leben meistens nicht, sich selbst etwas Gutes zu tun, Zeit und Aufmerksamkeit für sich selbst aufzubringen. Stattdessen haben sie oft große Probleme im gesamten Bereich der Selbstfür-sorge. Sie schaffen es nicht, auf sich zu achten, ihren Bedürfnis-sen zu folgen, sich um sich selbst zu kümmern – sowohl hinsicht-lich ihres Körpers als auch ihrer sozialen Beziehungen. Sich etwas zu gönnen, kommt solchen Menschen kaum in den Sinn, sie verbieten es sich geradezu.

Im Erwachsenenalter kann ein derart restriktiver Umgang ins genaue Gegenteil umschlagen. Es kann zu Verhaltensauffälligkei-ten kommen, die geprägt sind von unkontrolliertem Übermaß wie zum Beispiel verschwenderischer Kauflust, überbordendem Vergnügungsbedürfnis oder zwanghafter Esslust. Sozusagen als verzweifelter Versuch, die vorhandene innere Leere mit Unmen-gen an Konsumartikeln, Vergnügungen oder Essen zu kompen-sieren. Ein Versuch, der, wie Sie alle wissen, nie wirkliche Befrie-digung verschaffen kann, im Gegenteil: Gewöhnlich erzeugt er Scham und Schuldgefühle. Kaufen, Vergnügen oder Essen wer-den zu Ersatzhandlungen, zu maladaptivem Verhalten, das nur scheinbar Kontrolle, Macht oder Trost liefern kann. Ausgelöst also durch schlechte Erfahrungen in der Kindheit – fast immer in Form von nicht erfüllten, teils aber auch übererfüllten Grund-bedürfnissen – kann sich ein Verhaltensmuster festsetzen, das zwar Leiden erzeugt, das aber eben auch als normal empfunden wird, weil es vertraut ist, weil alternative Verhaltensweisen gar nicht als Möglichkeit auftauchen.

Wenn es uns nicht gelingt, die erlebten Verletzungen und Ent-täuschungen irgendwann bewusst «abzuwickeln», dann bleiben wir in für uns zum Teil unerklärlichen Verhaltensweisen stecken, leben in dem Gefühl, nicht von der Stelle zu kommen, entwickeln unbestimmte Ängste, die unseren Energiefluss blockieren, und unbewusste Überzeugungen, die unseren Erfolg verhindern. Alles zusammen ist das Ergebnis von unbewussten, emotionalen Schaltkreisen, welche unser Verhalten bestimmen und uns eigentlich vor Schaden schützen sollen.

Die Arbeit unseres Unterbewusstseins

Viele glauben immer noch, dass unser Verhalten nichts als eine Reaktion auf äußere Umstände ist, und eine Verhaltensänderung demnach schlicht eine Willensanstrengung bedeutet. Doch unser Verhalten geschieht nicht nur in vollem Bewusstsein. Ein großer Teil unserer Handlungen wird vom Unterbewusstsein geleitet. Vom Unterbewusstsein gesteuertes Verhalten erfolgt automatisiert, das heißt ohne unser bewusstes Zutun. Unser Unterbewusstsein arbeitet nicht unter direkter rationaler Kontrolle, da es unterhalb der momentanen Bewusstseinsschwelle aktiv ist. Die Vorgänge, die hier stattfinden, gelangen nicht ins Bewusstsein, sie laufen gewissermaßen im Hintergrund ab. Diese automatische Funktionsweise dient unserem Schutz: Wenn wir jede wahrgenommene Information, jeden aufgenommenen Sinneseindruck bewusst verarbeiten müssten, wären wir hoffnungslos überfordert. Unser Unterbewusstsein nimmt uns diese Arbeit ab, es ist ist ein gigantischer Speicher, in dem sich Erfahrungen, Gedanken, Gefühle, Informationen zum individuellen Erfahrungsschatz kumulieren und bei Bedarf aktiviert werden. So können wir zum Beispiel einmal Erlerntes durch das automatisierte

Arbeiten des Unterbewussten situationsgerecht anwenden, ohne dass wir darüber nachdenken oder entscheiden müssen: Wir schwimmen im See, fahren mit dem Auto auf der Straße oder auf Skiern den Hang hinunter – das Wenigste an den einzelnen Handlungsabläufen geschieht bewusst.

Wie und was wir wahrnehmen, an Reizen verarbeiten – auch das nehmen wir nur zu einem winzigen Bruchteil bewusst wahr: die Flut an visuellen und akustischen Reizen wie Farben, Formen, Bildern, Tönen, Geräuschen und Stimmen, aber auch an sensitiven Reizen wie Berührungen, ein kalter oder warmer Luftzug, Schmerzen, Gerüche, Stimmungen usw. Davon bekommen wir nur einen winzigen Teil bewusst mit, und das ist auch gut so.

Die Menge an gespeichertem Wissen in unserem Unterbewusstsein ist sehr viel größer als die, die wir durch unser bewusstes Denken abrufen können. Dieses Wissen verleiht dem Unterbewusstsein viel Macht und Einfluss auf uns und unser Leben: Wir treffen stimmige Entscheidungen aus dem Bauch, aus einem nicht genau definierbaren Gefühl heraus. Wir wittern eine Gefahr, ohne konkrete Anhaltspunkte für sie angeben zu können. Oder wir verspüren emotionale Regungen, die uns absolut unerklärlich sind.

Wenn wir aber erst einmal verstehen, wie unser Unterbewusstsein uns und unser Verhalten, unsere Wahrnehmung, unsere Reaktionen, Einstellungen oder Überzeugungen (mit)steuert, wodurch es aktiviert wird und wie es arbeitet, dann haben wir auch eine gute Chance, es für unsere Zielsetzungen zu nutzen. Wenn wir wissen, was wir wünschen und was wir wollen, kann es uns bei der Umsetzung sehr gute Orientierungshilfe leisten.

Tatsächlich ist es oft so, dass wir uns unbewusst selbst boykottieren. Und dann wundern wir uns, warum nichts von dem, was wir uns vornehmen, klappt. In solch einem Fall geht es darum, herauszufinden, warum und inwieweit unser Unterbewusstsein gegen uns arbeitet. Denn: Sosehr wir Menschen primär von unserem Unterbewusstsein gelenkt werden, so sehr können wir umgekehrt, insbesondere mit Hilfe von Mentaltechniken, unser Unterbewusstsein steuern.

So helfen bewusste Aktivitäten wie Yoga, Meditation, Biofeedback und vieles mehr, nicht nur indirekte Körperfunktionen wie Puls, Blutdruck oder Muskeltonus zu beeinflussen, sondern auch automatisierte Vorstellungen, Erinnerungen, Eindrücke, Motive, Einstellungen, die unser tägliches Denken, Fühlen und Verhalten bestimmen. Auf diesem Weg kann es gelingen, gezielt Verhaltensänderungen herbeizuführen, die sich dann wieder auf das vegetative Nervensystem auswirken. Das heißt, automatisiertes schädliches Verhalten kann umgelenkt werden in positiv unterstützendes Verhalten, das dann ebenfalls automatisiert wird.

Aus dem inneren Gleichgewicht

Wie ich oben im Zusammenhang mit den körperlichen Stressreaktionen erklärt habe, regelt unser vegetatives Nervensystem die automatisch ablaufenden, lebenswichtigen Funktionen (Herzschlag, Atmung, Verdauung) und Organsysteme (Blutdruck, Drüsen), um das innere Gleichgewicht (Homöostase) aufrechtzuerhalten. Dabei mobilisiert der Sympathikus als der aktive Part Energie, um den Körper in erhöhte, energieverbrauchende Leistungsbereitschaft zu versetzen, löst bei Belastung durch Stress, Anstrengung oder Schmerzen Alarmbereitschaft aus. Der ganze Körper wird auf «Flucht» eingestellt. Die aktivierten Nervenzellen des Sympathikus kommunizieren untereinander über Acetylcholin und über Noradrenalin mit ihren Zielzellen. Sein Gegenspieler, der Parasympathikus, steuert dagegen die notwendige körperliche Aktivität unter Ruhebedingung. Er ist vor allem für die Regeneration und den Aufbau von Energiereserven des Organismus zuständig, regt die Verdauung und verschiedene Stoffwechselvorgänge an und sorgt für Entspannung. Ihre Signale übertragen die Nervenstränge des Parasympathikus mit dem Botenstoff Acetylcholin.

Die Außenwelt mit Hilfe der Sinnesorgane wahrzunehmen und dann entsprechend reagieren zu können, dazu befähigt uns das autonome Nervensystem. Es schafft einen emotionalen Bezug zur Außenwelt und übersetzt unsere Wahrnehmung in körperliche Reflexe und seelische Verhaltensweisen. Gerät nun das Zusammenspiel dieser beiden Antagonisten aufgrund dauerhafter Fehlbelastungen des Organismus aus der Balance, kann das notwendige Gleichgewicht nicht mehr hergestellt werden.

Normalerweise werden die Hormone Adrenalin und Noradrenalin fortlaufend in kleinen Mengen in das Blut abgegeben. So kann der Körper bei auftretenden seelischen Belastungen, bei Stress und Hektik jederzeit auf seine Leistungsreserven zurückgreifen. Bei anhaltendem Stress und dauerhafter Angst kommt es zu einer übermäßigen Ausschüttung. Nicht abgebaute Angst wirkt lange nach, und der Körper kann nicht zu seinem normalen Gleichgewicht zurückfinden. Stress- und Angstsituationen, die ansonsten unterhalb der Wahrnehmungsschwelle bleiben, können bei anhaltendem Erregungszustand zu einer unverhältnismäßig heftigen Angstreaktion führen.

Und unsere Reaktion auf diese Art von emotionalem Stress läuft immer nach demselben Muster ab: Unser Körper bereitet sich mit Hilfe von Emotionen wie Wut, Ekel, Trauer oder Angst auf Kampf, Flucht oder Totstellen als «lebensrettende» Reaktion vor. Unsere Art der Stressreaktion in Notsituationen ist also im Grunde genommen einfach nur ein Reflex unseres Körpers. Die

Grundmuster dieser Stressreaktion sind im gesamten Tierreich verbreitet, bis hin zum Einzeller, der kein Gehirn besitzt.

Nun tritt aber diese Reaktion dummerweise auch dann auf, wenn wir gar nicht in Lebensgefahr schweben, sondern «nur» in Streitereien mit der Familie verwickelt sind, wenn wir Ärger im Beruf oder Probleme mit Handwerkern haben oder aber unter dem Druck zu hoher Anforderungen stehen. In solchen Situationen spendet unser Körper die notwendige Energie ebenfalls mit Hilfe des Energiestoffwechsels. Und auch hierbei gilt: Geschieht dies für eine kurze Zeitspanne, ist es für den Körper keineswegs schlimm, denn kurzfristigen Stress kann er locker wegstecken. Unser Körper ist für Belastung ausgelegt, und wir dürfen ihm ruhig einiges zumuten. Worauf er allerdings nicht ausgelegt ist, ist eine Dauerbelastung. Er braucht immer wieder Erholung, bevor er erneut belastet werden kann.

In der Wirkung besonders gut zu beobachten ist die Stressreaktion bei den sehr fried- und familienliebenden Spitzhörnchen, den Tupaias, die ein Leben lang in Familienverbänden leben. Ein Männchen, das den Kampf mit einem Konkurrenten verloren hat, zieht sich aus dem Verband zurück, bewegt und pflegt sich nur noch wenig, wirkt lustlos und zeigt insgesamt Symptome, die auffallend denen eines depressiven Menschen gleichen. Im schlimmsten Fall stirbt es innerhalb weniger Wochen an den Folgen des hohen Stresslevels.

Forschungsstudien haben nun gezeigt, dass Tiere, die anderen Familien zugeführt und dort sozial akzeptiert werden, sich innerhalb weniger Tage erholen und bald wieder gesund sind. Die Zauberhand, von der wir in einen anderen Familienverband oder andere Lebensumstände geführt und dort wieder geachtet und respektiert werden, taucht bei uns Menschen in aller Regel nicht auf. Also bleiben die Missempfindungen, an deren Abklingen nur wir selbst arbeiten können.

Wer sein Übergewicht und die vielen Stoffwechselstörungen wirksam und nachhaltig in den Griff bekommen will, darf nicht auf den langersehnten Befreier oder ein Wunder warten. Besser und aussichtsreicher ist es, sich seiner eigenen Kraft bewusst zu werden und sie einzusetzen, um endlich in die dringend nötige Entspannung zu finden. Das setzt voraus, dass man seinen Emotionskäfig öffnet und für seine vergangenen Familienbedingungen und augenblickliche Lebenssituation neue gedanklichemotionale Bilder findet. Diese Bilder verhelfen zu neuen Überzeugungen, die dem Körper signalisieren, endlich in Sicherheit zu sein. Dann erst kann es zur rettenden Entspannungsreaktion des Körpers kommen, deren Ausbleiben ihn selbst und die Psyche so lange haben leiden lassen. Diese wichtige Entspannung würde endlich die Atmung wieder ruhiger und tiefer werden lassen, die Herzfrequenz und den Blutdruck senken, die Muskulatur entspannen, uns innerlich zur Ruhe kommen lassen und unseren ganzen Organismus in einen Regenerationsmodus versetzen.

Bevor ich Ihnen im nächsten Kapitel das Ernährungskonzept vorstelle, das Ihnen helfen wird, Ihr Gewicht so abzubauen, dass Sie zu einem stabilen körperlichen Gleichgewicht zurückfinden, möchte ich Ihnen zuerst einige emotionsfokussierte Techniken als Begleiter und Unterstützer zeigen. Bei regelmäßiger Anwendung werden Sie schnell spüren, dass Sie sich emotional beruhigen und stabilisieren. Damit schaffen Sie sich selbst die Grundlage, auf der Sie Ihre körperlich-emotionale Balance Schritt für Schritt wieder aufbauen können.

Die folgenden Bewusstseinsübungen laden Sie also dazu ein,

sich selbst zu ergründen, Ihre ursprünglichen Emotionen, Ihre Wut, Ihre Traurigkeit, Ihre Scham, Ihre Schuld zu ertragen und sie auszudrücken, um dann Ihre Potenziale zu entdecken und das eigene Selbst richtig zu entfalten. So werden Sie Ihrer selbst gewahr und lernen, ruhiger und gelassener mit den Anforderungen Ihres Alltags umzugehen. Für den Fall, dass Sie die Hoffnung auf einen solchen Wandel bereits aufgegeben haben, lesen Sie das folgende Zitat des Neurobiologen Gerald Hüther aufmerksam durch und machen Sie sich dessen Bedeutung klar:

«Ein menschliches Gehirn zeichnet die zeitlebens vorhandene Fähigkeit aus, einmal im Hirn entstandene Verschaltungen und damit die von ihnen bestimmten Denk- und Verhaltensmuster, selbst scheinbar unverrückbare Grundüberzeugungen und Gefühlsstrukturen, wieder zu lockern, zu überformen und umzugestalten.» (2005)

Aus meiner Praxiserfahrung kann ich diese wissenschaftliche Erkenntnis nur bestätigen. Denn es sind, wie gesagt, nicht unsere negativen Erlebnisse selbst, unsere augenblicklichen Lebensumstände, die uns die Schwierigkeiten, in denen wir uns befinden, bereiten. Es ist unsere Bewertung der Ereignisse und Lebenssituation, die den negativen Rahmen absteckt und uns immer wieder Hilflosigkeit oder sogar Ausweglosigkeit empfinden lässt. Und weil es unsere persönliche Lebensgeschichte und unsere inneren Einstellungen sind, die uns Situationen auf eine ganz bestimmte Art und Weise bewerten lassen, sind auch die Auslöser für Stressreaktionen individuell ausgeprägt.

Die unten stehenden Übungen sollen Ihnen helfen, eben jene Denk- und Verhaltensmuster zu erspüren und genauer zu untersuchen, die Ihnen Schwierigkeiten machen und Sie in Stress versetzen. Damit verschaffen Sie sich selbst die Möglichkeit, allmählich neue Sichtweisen und Überzeugungen auszubilden, durch die Sie sich augenblicklich erleichtert, entspannt fühlen werden und die Ihnen helfen, mit herausfordernden Situationen besser umzugehen. Lernen Sie, Ihre Gedanken zu beobachten, um dadurch mit ungünstigen Kindheitserfahrungen verbundene Emotionen zu reduzieren, Denkfallen zu identifizieren, Katastrophendenken zu stoppen. Sie werden sehr schnell spüren, wie auf diese Art auch Ihr Vertrauen in sich selbst immer weiter wachsen wird. Erfahren Sie über die Übungen die Kraft der inneren Bilder und helfen Sie sich selbst dabei, belastenden Ereignissen gegenüber unempfindlicher zu werden und sie besser oder vielleicht sogar erstmals zu bewältigen.

Die emotionsfokussierte Imagination, die in der psychophysiologischen Therapie seit jeher einen hohen Stellenwert hat und, die ich Ihnen hier vorstellen werde, wirkt sich beruhigend auf das vegetative Nervensystem aus und unterstützt den Parasympathikus, uns ruhig werden zu lassen und uns entspannte Aufmerksamkeit entgegenzubringen. Sie bildet die Grundlage für Ihr persönliches effektives Stressmanagement für «Schlank aus eigener Kraft».

Das Hebammen-Prinzip

Das Hebammen-Prinzip basiert auf der aus der humanistischen Psychologie bekannten Annahme, dass alle Menschen erkennen können, was für Sie wünschenswert und zuträglich beziehungsweise nicht zuträglich ist. Zudem beinhaltet es die Überzeugung, dass Menschen grundsätzlich selber imstande sind, ihre Ziele anzugehen und auftretende Probleme selbst zu lösen. Mit anderen Worten: Die nachfolgenden Übungen helfen Ihnen, das aus sich herauszuholen, was Sie im Grunde schon wissen, von dem Sie nur noch nicht wissen, dass Sie es wissen! Das, was Sie brauchen, um stressfreier leben zu können, haben Sie bereits in sich. Es gibt nichts, was da herbeigezaubert werden müsste.

Oberstes Gebot ist, aufmerksam und verständnisvoll in sich hineinzulauschen, und den «Geburtsprozess» vollkommen wertfrei und urteilsfrei zu begleiten. In dieser Hebammenhaltung können Sie das ans Licht bringen, womit Sie seit langem «schwanger gehen», sei es durch Bilder, Gesten oder Worte. Die Übungen helfen Ihre persönliche Problemlösungskompetenz im Selbststudium zu erweitern. Sie leisten Hilfe zur Selbsthilfe. Lesen Sie die einzelnen Übungen zunächst einmal komplett durch und schauen Sie, an welcher Stelle Sie etwas spontan «anspringt». So finden Sie das, was in Ihrem ganz persönlichen Prozess «Schlank aus eigener Kraft» gerade jetzt im Augenblick von Bedeutung für Sie ist.

Vielleicht sitzen Sie nach dem Lesen der Übungen erst einmal ratlos da und fragen sich, wie Sie auf ein inneres Bild stoßen sollen. Oder, wenn Sie eines gefunden haben, wie Sie es sich merken und damit arbeiten können, ohne zwischendurch immer wieder ins Buch zu sehen. Dazu möchte ich Ihnen vorschlagen, sich die Anleitung zwei- oder dreimal durchzulesen und das aus Ihrer Sicht Wesentliche und die dabei bereits aufkommenden Ideen und Einsichten auf einem separaten Blatt Papier zu notieren. Das gibt Ihnen vielleicht schon ein erstes Gefühl von Eigenregie, auf die es hier ganz wesentlich ankommt.

Ausnahmsweise kann es auch vorkommen, dass ein inneres Bild eine zu starke Eigendynamik gewinnt und sich in unerwünschter Weise entwickelt. Dann gehen Sie raus aus der Übung, sagen innerlich energisch «Stopp!», ballen Ihre Hände zu Fäusten, recken und strecken sich und öffnen die Augen. Lassen Sie das Gesehene dann an sich vorüberziehen, ohne weiter darüber nachzudenken.

Eine Empfehlung zum Schluss: Die letzte und entscheidende Übung, mit der Sie sich tiefgreifend von Ihrem Leid befreien können, sollten Sie erst dann beginnen, wenn Sie sich bereits einige Tage anhand der Drei-Minuten-Aufmerksamkeitsübung im Umgang mit inneren Bildern beschäftigt haben.

Übung 1: Drei Minuten Innehalten im Alltag

Entspannt starten

Fangen wir doch einfach mit dem Naheliegendsten an: mit Entspannung. Oder besser gesagt damit, sich darin zu üben, entspannt zu *sein*. Sie unterbrechen bewusst alles Tun, das Ihren Alltag normalerweise bestimmt, und entspannen sich in das Jetzt hinein, so wie es sich im Moment zeigt, ohne den Versuch zu machen, es zu manipulieren.

Drei Minuten Innehalten im Alltag

Einführung: Innehalten bedeutet, den Alltag für einen kleinen Moment zu unterbrechen. Legen Sie eine Pause für drei Minuten ein, und nehmen Sie sich und Ihre Umgebung visuell, auditiv und körperlich wahr. Diese Übung ist die einfachste Möglichkeit, sich im Jetzt zu entspannen und gleichzeitig sinnliche Aufmerksamkeit zu üben. Für den Anfang sollten Sie sie am besten im bequemen Sessel zu Hause praktizieren, später, wenn Sie geübt sind, können Sie die Übung auch unterwegs, zum Beispiel in der S-Bahn, in der Schlange im Supermarkt oder im Wartezimmer beim Arzt durchführen.

Ziel: Sie sensibilisieren sich für die Möglichkeit von kurzen Pausen im Alltag. Sie erfahren, wie schnell und unkompliziert sich Ihr Körper öffnen und entspannen kann. Sie erleben, wie Sie sich in nur drei Minuten von Außenreizen und endlosen Gedankenkreisen lösen können. Wenn Sie konsequent üben, haben Sie sich in wenigen Tagen im Innehalten geschult und können sich in tieferen Ebenen wertfrei Ihren Problemen stellen und Lösungen generieren.

Erster Schritt: Fokussieren Sie einen Punkt in Ihrem Blickfeld. Versuchen Sie, eine Minute lang still an diesem Punkt zu bleiben, ohne ihn zu bewerten. Wenn Ihre Gedanken abzuschweifen beginnen, kehren Sie mit Ihrer Aufmerksamkeit wieder zu dem Punkt zurück.

Zweiter Schritt: Schließen Sie nun Ihre Augen und richten Sie Ihren Fokus auf ein Geräusch in Ihrer Umgebung. Versuchen Sie, eine Minute lang still an Ihrem Geräusch dranzublei-

ben, ohne es zu bewerten. Wenn Ihre Gedanken abschweifen,
dann holen Sie sie zurück und konzentrieren sich wieder auf Ihr
Geräusch.

Dritter Schritt*: Halten Sie die Augen geschlossen und richten*
Sie nun Ihren Fokus auf eine Empfindung in Ihrem Körper, zum
Beispiel einen Druck in der Ferse oder einen Schmerz im Na-
cken. Versuchen Sie, eine Minute lang still an der Empfindung
in Ihrem Körper dranzubleiben, ohne sie zu bewerten. Wenn
Ihre Gedanken abschweifen, holen Sie sie wieder zu Ihrer Kör-
perempfindung zurück.

Das wichtigste Ziel dieser Grundübung ist es, sich darin zu schu-
len, die Aufmerksamkeit eine Zeit lang auf einen Sinneseindruck
zu richten *und dort zu halten – ohne mit den Gedanken abzuschwei-*
fen. Dabei geht es *nicht* darum, *nichts* zu denken, sondern darum,
die komplette Aufmerksamkeit auf die Sinnesempfindungen zu
fokussieren.

Erst damit wird Ihnen der Unterschied bewusst zwischen dem,
was man tatsächlich sieht, hört und spürt, und dem, was man
dazu denkt. Diese Fähigkeit, zu unterscheiden, wird in den Lö-
sungsübungen gebraucht, wenn es darum geht, herauszufinden,
was genau es ist, das einen an einem bestimmten Denk-, Gefühl-
und Handlungsmuster stört oder irritiert.

Gänsehaut-Feeling

Innehalten hilft uns, Unterdrücktes zu Wort kommen zu lassen.
Es kann die Tür öffnen zu unangenehmen, bisher verdrängten
Gefühlen, Gedanken und zu dysfunktionalen Verhaltensmus-
tern. In diesem Sinne kann es ein Weckruf sein, das eigene Leben

in die Hand zu nehmen und neue Ordnungen herzustellen. Es gibt gegen Stress kein Wundermittel. Vielmehr bedarf es der eigenen Anstrengung, des eigenen Antriebs, des persönlichen Wunsches nach innerem Frieden. Und das wiederum bedeutet, dass wir lernen müssen, mit eben jenem Stress und den Emotionen umzugehen, unter denen wir leiden. Die Übungen laden Sie ein, sich mit sich selbst vertraut zu machen und auf diesem Wege womöglich Ihren stärksten Verbündeten zu finden: sich selbst!

Wenn Sie lernen, auf eine neue, bewusste Art und Weise mit Geist und Körper umzugehen, wird sich zweifellos vieles in Ihrem Leben ändern. Sie selbst sind Forscher und Erforschter zugleich.

In einer Art metaphorischem Geistesblitz werden Sie in den nachfolgenden Übungen Verbindungen herstellen zwischen Ihren gegenwärtigen Problemen, frühkindlichen Erfahrungen und zwischenmenschlichen Beziehungen im Hier und Jetzt. Im weiteren Verlauf werden Sie dann eine tiefgreifende Ablösung von Ihrem gestörten Essverhalten und den Heißhungerattacken und vielem anderen erleben – tiefe Berührung und Gänsehaut-Feeling inbegriffen.

Übung 2: Sich selbst feiern

Eigenlob stinkt eben nicht

Sich selbst loben heißt: die eigenen Erfolge ernst zu nehmen. Sie nicht einfach zu übergehen, besonders aber sich selbst nicht zu missachten. Je mehr man den eigenen Erfolg vor sich selbst herausstellt, desto sicherer, souveräner geht man an das nächste Problem heran. Selbstlob fördert die Fähigkeit, Probleme zu lösen.

Sich selbst feiern

Einführung: Sie haben sich in der Drei-Minuten-Achtsamkeitsübung ein wenig geübt und nehmen nun sich selbst und Ihre Umgebung jeweils eine Minute visuell, auditiv und körperlich wahr. Sicher haben Sie im Kopf Bilder davon, wie man sich feiern kann, sehen vielleicht die Umarmungen, Sprünge oder Siegeszeichen von Fußballspielern nach einem gewonnenen Spiel. Und Sie kennen auch die Geste, sich selbst anerkennend mit der Hand auf die Schulter zu klopfen. Finden Sie Ihr ganz persönliches Erfolgsbild und sehen, hören und fühlen Sie in dieser Übung, wie Sie sich feiern.

Ziel: Sie erfahren, wie schnell und unkompliziert Sie für einen Moment Ihren Körper lockern und befreien können. Strahlen Sie dabei nicht nur mit Ihrem Gesicht, sondern mit Ihrer ganzen körperlichen Existenz. Sie können es einfach tun – für mehr Lebensfreude.

Erster Schritt: Setzen Sie sich bequem und entspannt hin. Fokussieren Sie einen Punkt in Ihrer Umgebung und versetzen Sie sich dann in einen Moment Ihres größten Erfolges. Überlegen Sie sich eine Szene, in der Sie zusammen mit anderen diesen Erfolg zelebrieren. Versuchen Sie, eine Minute lang in diesem Erfolgsbild zu bleiben, ohne es zu bewerten. Wenn Ihre Gedanken abzuschweifen beginnen, kehren Sie mit Ihrer Aufmerksamkeit wieder zu Ihrem fokussierten Erfolgsbild zurück.

Zweiter Schritt: Schließen Sie nun Ihre Augen und richten Sie Ihren Fokus auf das Gesprochene, auf die Hintergrundgeräusche in Ihrem Erfolgsbild. Versuchen Sie, eine Minute lang still an dem Gesprochenen und den Geräuschen dranzubleiben, ohne sie zu bewerten. Wenn Ihre Gedanken abschweifen, dann holen Sie sie zurück und konzentrieren sich wieder auf die Geräusche und das Gesprochene, während Sie gefeiert werden.

> **Dritter Schritt**: Lassen Sie die Augen geschlossen, halten Sie Ihren gedanklichen Fokus auf Ihrem Erfolgsbild und nehmen Sie Ihre dazugehörigen Empfindungen in Ihrem Körper wahr – grenzenlose Freude oder einen inneren Frieden mit sich und anderen. Versuchen Sie, eine Minute lang still an den Empfindungen in Ihrem Körper dranzubleiben, ohne sie zu bewerten. Wenn Ihre Gedanken abschweifen, holen Sie sie wieder zu Ihren Körperempfindungen zurück.

Gehen Sie noch einen Schritt weiter und fokussieren Sie einen x-beliebigen Gegenstand, zum Beispiel einen Stapel Papiertaschentücher, und stellen Sie sich ihn dann von warmem Licht umhüllt vor. Betrachten Sie dieses Bild eine Minute lang und erfahren Sie dabei, wie die Taschentücher unter dem Lichtschein erst flauschig und dann richtig kuschelig werden. Dieses Beispiel soll Ihnen vermitteln, wie Ihre Augen zugleich äußere Realität und innere Vorstellungen wahrnehmen können und beide Wahrnehmungen sich gegenseitig zu durchdringen beginnen. Unter diesem Eindruck erscheint die äußere Realität nicht mehr so unverrückbar und unveränderlich wie zuvor. Das gibt Mut fürs Anpacken von Problemen und verleiht Zuversicht.

Übrigens können Sie einen angenehmen Lichtschein gedanklich auch auf Essen und Trinken legen. Fällt es Ihnen einmal schwer, den gesunden Smoothie zu genießen, dann stellen Sie ihn in Ihrer Vorstellung in einen wunderschönen Lichtschein. Fast automatisch sehen und schmecken Sie Ihren Smoothie intensiver. Ein Lustpunkt mehr in Ihrem Tagesablauf.

Übung 3: Im Zentrum des Angenehmen

Sich selbst über Bilder kennenlernen

Bewusstes und unbewusstes Erleben kann unterschiedlich ablaufen und eben auch unterschiedliche Bewertungen und Handlungen hervorbringen. In der Arbeit mit inneren Bildern versuchen wir an die weniger bewussten Anteile unserer Psyche zu kommen. Bei der entspannten und offenen Auswahl eines Bildes, das mich anspricht, haben die unbewussten Bedürfnisse Gelegenheit, in Form von positiven oder sogar negativen Übertragungen in Erscheinung zu treten und bewusst wahrgenommen und bearbeitet zu werden.

Jeder Mensch verfügt über eine körperliche und motivationale Gemütsstimmung, ein sogenanntes emotionales Bewertungssystem, das unterhalb der Bewusstseinsschwelle objektiv messbare Signale erzeugt, die als Körperempfindungen oder als starkes Gefühl zum Ausdruck kommen können. Solche somatischen Marker steuern die spontane Auswahl der Bilder, die wir von uns haben. Die Wahrnehmung von diesen Markern erleichtert den Zugang zum Selbsterleben eines Menschen.

In der nächsten Übung stellen Sie sich zum Beispiel Ihre schönste Urlaubserinnerung vor. Versuchen Sie, in sich selbst hineinzuschauen, hineinzulauschen, hineinzuspüren, und fragen Sie sich, was für Sie das Zentrum, die Essenz einer schönen Urlaubserinnerung ist. Es geht bei dieser Übung nicht um eine Definition, was schön ist, sondern welches Bild Sie von sich gewinnen können und welches Gefühl (somatischer Marker) damit verbunden ist. Dabei dürfen Bildmotive in jeder erdenklichen Weise erscheinen: Menschen, Tiere, Pflanzen, Landschaften, Bauwerke, Begegnungen zwischen Menschen, zwischen Tieren, zwischen

Menschen und Tieren. Bei der Auswahl eines Bildes sollten Sie stets im Auge behalten, dass es Quelle sein kann für ein positiv bestimmtes Selbstverständnis, zum Beispiel «frei wie ein Adler zu sein».

Im Zentrum des Angenehmen

Einführung: Sie setzen sich bequem und entspannt hin und benutzen für die folgende Aufgabe Ihre Drei-Minuten-Achtsamkeitsübung.

Denken Sie an Ihre schönste Urlaubserinnerung und sehen, hören und fühlen Sie, wie ein großartiges Identitätsbild für Ihr Selbstverständnis seinen Weg in Ihr Bewusstsein bahnt. Ziel: Ein Bild, das Ihr Selbstverständnis ausdrückt, sagt Ihnen mehr als 1000 Worte. So kann zum Beispiel das Bild eines Adlers, der sich frei fühlt – selbst wenn ein paar Habichte versuchen ihn anzugreifen – viel Kraft vermitteln. Der Adler kann in Höhen schweben, in denen andere Vögel nicht fliegen können. Finden Sie im Zentrum des Angenehmen ein Selbstbildnis, das verbunden ist mit starken Gefühlen von Freude und Freiheit.

Erster Schritt: *Setzen Sie sich bequem und entspannt hin. Fokussieren Sie zunächst einen Punkt in Ihrer Umgebung und sehen Sie sich dann in Ihrer schönsten Urlaubserinnerung. Versuchen Sie, eine Minute lang still an allem, was Sie in diesem Bild sehen können, dranzubleiben, ohne es zu bewerten. Wenn Ihre Gedanken abzuschweifen beginnen, kehren Sie mit Ihrer Aufmerksamkeit wieder zu Ihrer Urlaubserinnerung zurück.*

Zweiter Schritt: *Schließen Sie nun Ihre Augen und richten Sie Ihren Fokus auf das, was Sie in Ihrer schönsten Urlaubserin-*

nerung hören. Versuchen Sie, eine Minute lang still an allen Geräuschquellen gleichzeitig dranzubleiben, werden Sie aller Geräusche gewahr, ohne sie zu bewerten. Wenn Ihre Gedanken abschweifen, dann holen Sie sie zurück und konzentrieren sich wieder auf die Geräusche Ihrer schönsten Urlaubserinnerung.

Dritter Schritt: *Richten Sie nun Ihren Fokus auf das, was Sie in Ihrem Körper spüren, wenn Sie an Ihre schönste Urlaubserinnerung denken. Versuchen Sie, eine Minute lang still an allen Empfindungen in Ihrem Körper dranzubleiben, werden Sie aller Empfindungen in Ihrem Körper gewahr, ohne sie zu bewerten. Wenn Ihre Gedanken abschweifen, holen Sie sie wieder zu Ihren Körperempfindungen zurück.*

Nachdem Sie nun Ihre schönste Urlaubserinnerung mit allen Ihren Sinnen wahrgenommen und in Verbindung mit Ihren Gefühlen und Gedanken gebracht haben, fragen Sie sich, welches wunderschöne Bild für Sie selbst und Ihre Gefühle erscheint. Halten Sie einen Moment inne.

Nehmen Sie sich noch einen Moment Zeit, bevor Sie die Übung beenden, verweilen Sie in Ihrem Bild und fühlen Sie grenzenlose Freude oder einen inneren Frieden mit sich. Gefühle wie Geborgenheit, Freiheit, Freude, Glück oder Liebe zum Leben sollten Sie in jeder Zelle Ihres Körpers spüren.

Diese Übung ist in mehrfacher Hinsicht hilfreich. Jedes Mal, wenn Sie gestresst oder genervt sind, können Sie sich für ein paar Minuten zurückziehen und sich wieder von «Ihrem Bild» und von den damit verbundenen positiven Gefühlen durchfluten lassen. Anschließend werden Sie sich wieder mit frischer Kraft Ihren Aufgaben zuwenden können.

Doch diese Übung kann Ihnen auch zeigen, wo bei Ihnen die wunden Punkte liegen. Ist für Sie bei der Übung zum Beispiel ein tiefes Gefühl von Geborgenheit spürbar geworden, dann haben Sie gleichzeitig den Gegenpol, «das Zentrum des Unangenehmen» entdeckt, nämlich das, was Ihnen fehlt oder Sie herunterzieht. In diesem Fall würde das bedeuten, dass Sie in Ihrer Kindheit nicht genügend Geborgenheit erfahren haben und als Erwachsener immer noch auf der Suche danach sind.

Vielleicht spürten Sie in Ihrem ganz persönlichen Bild ein großes Gefühl von Freiheit. Dann könnte es sein, dass Sie sich als Kind immer eingeengt und reglementiert gefühlt haben. Im Beispiel des Adlers können Sie sich nicht frei fühlen und in die Lüfte schwingen, solange Sie gezwungen sind, mit Hühnern nur auf dem Boden zu leben. Wir müssen uns auch von Beziehungen lösen, die uns austrocknen, herunterziehen oder ein Gefühl der Erschöpfung bei uns auslösen!

Übung 4: Im Zentrum des Unangenehmen

Die eigenen Bewältigungsstrategien erkennen

In der letzten Übung haben Sie erkannt, dass es für uns wichtig ist, welches Bild wir von uns haben. Es macht einen großen Unterschied, ob sich jemand als «hässliche, dicke Kröte» sieht oder doch eher als «Wildpferd im kühlen Wind». In der nächsten Übung wollen wir verstehen, wie Sie in den vergangenen Jahren versucht haben, Ihre Lebensumstände zu bewältigen.

Vor einigen Jahren traf ich in einem Zug ein sehr erfolgreiches Ehepaar. Die Frau trug teure Kleidung und Schmuck. Offenbar waren die beiden relativ wohlhabend. Doch von Anfang an beklagte sich die Frau über alles und jeden. Es war zu kalt, nicht hell genug, der Imbiss war nicht gut, und ihr Sitz war schmutzig. Sie sorgte so dafür, dass sich alle Anwesenden unwohl fühlten. Ich kam mit dem Ehemann ins Gespräch und fragte ihn, was er beruflich macht. Er sagte, dass er sehr erfolgreich in der Autobranche tätig gewesen war. Dann fügte er noch hinzu: «Meine Frau arbeitet in der Produktion.» Das war seltsam, das passte so gar nicht zu ihr, und ich fragte ihn, was sie produziert. «Unzufriedenheit», erwiderte der Ehemann. «Wo sie auch hingeht, sie ist immer unglücklich.»

Ich bin davon überzeugt, dass wir einen Großteil unserer Unzufriedenheit selbst verursachen. Wenn wir mit unserem Übergewicht ringen oder durch einen Partner auf die Probe gestellt werden, reagiert unser Körper mit Kampf, Flucht oder Totstellen – um die Situation zu verändern. Abhängig von der Art der Belastung greifen wir dann zu Bewältigungsmechanismen, die den körperlichen Stressreaktionen entsprechen.

Kampf = Überkompensationsstrategie: Wir verhalten uns genau gegenteilig zu unserer eigentlichen Gefühlsstruktur. Wir treten beispielsweise aggressiv, übermäßig selbstbewusst oder sehr kontrollierend auf, wenn wir uns eigentlich hilflos und bedroht fühlen. Als überkompensierendes Missbrauchsopfer neigen wir dazu, anderen Menschen aggressiv zu begegnen, weil wir uns latent immer bedroht fühlen und mit einem aggressiven Auftreten einem vermeintlichen Angriff vorbeugen. Oder es kommt zu narzisstischer Selbstüberhöhung mit stark konkurrierendem Verhalten, um jede mögliche Kritik an seinen «Ideen» bzw. Handlungen im Keim zu ersticken. Oder zu ausgeprägtem dissozialem Verhalten mit wenig Empathie für andere, dafür viel Prahlerei und Angeberei, um Bewunderung zu ernten und im Vergleich mit anderen in nichts nachzustehen. Oder es stellt sich eine zwanghafte Suche nach Bestätigung und Aufmerksamkeit ein, bei der man sich ständig in Szene setzt und Aufmerksamkeit erheischt und es kaum aushalten kann, wenn andere im Mittelpunkt stehen, weil dann die eigene Bedeutungslosigkeit schmerzhaft gespürt wird. Schließlich kann es auch zu ausgeprägtem Kontrollverhalten kommen, um sich mit erhöhter Wachsamkeit vor vermeintlichen Bedrohungen zu schützen. Hierbei lassen sich zwei Subtypen unterscheiden: Bei perfektionistischer Kontrolle geht es darum, Kritik oder Unglück zu vermeiden. Bei argwöhnischer Kontrolle werden andere Menschen und ihr Verhalten dauernd auf Indizien für Böswilligkeit hin geprüft.

Kommt Ihnen hiervon etwas bekannt vor? Machen Sie sich auf einem separaten Blatt ein paar Notizen zu Ihren Gedanken. Sie werden Ihnen in der nachfolgenden Übung sicherlich gute Dienste erweisen.

Flucht = *Vermeidungsstrategie:* Die vermeidende Person zieht sich durch emotionale Distanzierung von leidvollen Gefühlen zurück, ihre Emotionen erscheinen wie abgestellt; zu anderen Menschen wird kein Kontakt aufgenommen. Unterstützung von außen wird mit kurzen Floskeln wie «Das schaffe ich schon allein, kein Problem» oder «Nicht nötig» zurückgewiesen. Das Handeln wirkt dabei emotionslos, manchmal sogar roboterhaft. Typische Hinweise auf diese Persönlichkeitsstruktur sind zum Beispiel: Depersonalisation, Leere, Langeweile, Substanzmissbrauch, Essanfälle oder sozialer Rückzug. Für die betreffende Person steht die Umgehung herausfordernder oder allgemein sozialer Situationen im Vordergrund, insbesondere solcher, die mit belastenden Emotionen, Gedanken, Erinnerungen und Beziehungsmustern im Zusammenhang stehen. Eine Vielzahl von Konfliktumgehungsstrategien werden auffällig häufig genutzt. Dazu zählt, Dinge zu ignorieren, auszublenden, zu verdrängen, herunterzuspielen, abzuwerten, zu bagatellisieren, lächerlich zu machen oder auch auf einen glücklichen Ausgang zu hoffen, zu theoretisieren, zu etikettieren und zu resignieren («da kann man nichts machen»). Gefühle werden durch beruhigend oder stimulierend wirkende Beschäftigung überblendet. Stimulierend wirkt zum Beispiel Arbeitssucht, Glücksspiel oder Substanzmissbrauch, von beruhigender Wirkung können Computerspiele, übermäßiges Essen oder Fernsehen sein.

Ein ganz besonderer Reflex ist der Totstellreflex. Sollten Sie sich von der folgenden Beschreibung angesprochen fühlen, dann sollten Sie sich nicht scheuen, sich in der Drei-Minuten-Aufmerksamkeitsübung als tot zu visualisieren, zu hören, wie Sie tot sind (also eben nichts hören), und sich im ganzen Körper tot zu fühlen. Auch wenn Sie jetzt noch nicht den Mut dazu haben, kann ich Ihnen versprechen, dass es befreiend ist, den Totstellreflex beim Namen zu nennen und zu fühlen, wie er aus Ihrem Körper entschwindet.

Totstellen = Unterwerfung: Kapitulation oder bereitwillige Unterwerfung ist das grundlegende Verhaltensmuster. Wir handeln passiv und unterwürfig, auch wenn dies gegen unsere eigenen Interessen verstößt; wir suchen tausend Gründe als Rückversicherung aus Angst vor Konflikten oder vor Zurückweisung. Wir lassen zu, dass andere schlecht mit uns umgehen, unternehmen also nichts, um eigene gesunde Bedürfnisse zu erfüllen. Selbstzerstörerische Strukturen werden durch unser eigenes Handeln und durch Menschen, mit denen wir Umgang suchen, aufrechterhalten. So kann zum Beispiel eine Frau mit Missbrauchserfahrungen immer wieder Beziehungen zu aggressiven Männern eingehen, von denen sie sich missbrauchen lässt. Sie unterwirft sich ihnen aus dem Gefühl heraus, dass es für sie im Leben keine Alternative gibt.

Finden Sie in der nächsten Übung «Im Zentrum des Unangenehmen» heraus, in welchem Verhaltensmodus Ihr Körper versucht, belastende Lebensumstände zu bewältigen. Wie Sie bereits aus der letzten Übung wissen, sind innere Bilder dabei eine große Hilfe.

Im Zentrum des Unangenehmen

Einführung: Sie setzen sich bequem und entspannt hin und benutzen für die folgende Übung Ihre Drei-Minuten-Achtsamkeitsübung.

Bleiben Sie bei meinem Beispiel von dem erfolgreichen Ehepaar im Zug. Sehen, hören und fühlen Sie in der nächsten Übung, wie Sie mit diesem Ehepaar in einem Zugabteil sitzen, und achten Sie darauf, welche Gefühle in Ihnen aufkommen. Versuchen Sie anhand dieser Gefühle zu erspüren und zu erkennen, ob Sie körperlich mit Überkompensation (Kampf), mit Vermeidung (Flucht) oder sogar mit Unterwerfung (Totstellen) reagieren.

Ziel: Ziel dieser Übung ist es, zu spüren, in welchen Reflex Ihr Körper geht, durch den Ihr Energiestoffwechsel sich dramatisch erhöht. Ein zweites Ziel ist es, mit der Identifizierung Ihres Reflexes möglicherweise auch die Person zu identifizieren, die diesen Reflex in Ihnen in der Vergangenheit ausgelöst hat.

Erster Schritt*: Setzen Sie sich bequem und entspannt hin. Fokussieren Sie zunächst einen Punkt in Ihrer Umgebung und sehen Sie sich dann in einem Zugabteil mit diesem Ehepaar. Wenn Sie möchten, können Sie diesen ersten Schritt auch mit geschlossenen Augen beginnen. Versuchen Sie, eine Minute lang still an allem, was Sie in dem Zugabteil mit dem Ehepaar sehen können, dranzubleiben, ohne es zu bewerten. Wenn Ihre Gedanken abzuschweifen beginnen, kehren Sie mit Ihrer Aufmerksamkeit wieder zurück.*

Zweiter Schritt: Schließen Sie nun Ihre Augen und richten Sie Ihren Fokus auf das, was Sie in dem Zugabteil mit dem Ehepaar hören. Versuchen Sie eine Minute lang, still an der Stimme der Frau und der des Mannes gleichzeitig dranzubleiben, ohne sie zu bewerten. Wenn Ihre Gedanken abschweifen, dann holen Sie sie zurück und konzentrieren sich wieder auf die Stimmen in dem Zugabteil.

Dritter Schritt: Richten Sie nun Ihren Fokus auf das, was Sie in Ihrem Körper spüren, wenn Sie an das Ehepaar im Zugabteil denken. Versuchen Sie, eine Minute lang still an allen Empfindungen in Ihrem Körper dranzubleiben, werden Sie aller Empfindungen in Ihrem Körper gewahr, ohne sie zu bewerten. Wenn Ihre Gedanken abschweifen, holen Sie sie wieder zu Ihren Körperempfindungen zurück.

Nachdem Sie nun das Ehepaar im Zugabteil mit allen Ihren Sinnen wahrgenommen und in Verbindung mit Ihren Gefühlen und Gedanken gebracht haben, fragen Sie sich, welches zusammenfassende Bild für Sie selbst und Ihre Gefühle erscheint, und in welchem Reflex Sie auf die Stimmung im Abteil reagieren. Halten Sie einen Moment inne.

Nehmen Sie sich noch einen Moment Zeit, bevor Sie die Übung beenden, und verweilen Sie in Ihrem Bild und fühlen Sie Ihren Kampf- oder Fluchtreflex oder auch Ihren Totstellreflex und die damit verbundenen Emotionen wie Wut, Ärger, Enttäuschung, Traurigkeit oder Erstarrung.

Es ist seltsam, dass wir immer wieder Denk-, Gefühls- und Handlungsweisen erschaffen, die für unsere Gesundheit und auch für unser Körpergewicht und die damit verbundenen Stoffwechselprozesse einschränkend bis destruktiv wirken. Hintergrund dafür ist unsere Bewältigungsstrategie, die Art, wie wir versuchen, emotionale Schmerzen zu umgehen, ohne dass uns dieses Vorgehen immer bewusst wäre. Damit versuchen wir, uns vor dem Wiedererleben bestimmter negativer Emotionen, die im Zentrum unserer Problematik stehen, zu schützen. Doch um schlank aus eigener Kraft zu werden und die dafür notwendigen Verhaltensänderungen zu erreichen, ist ein Kontakt mit unseren Gefühlen und Bedürfnissen Voraussetzung, auch wenn uns die Anstrengung dafür im ersten Moment fast zu groß erscheint.

Ist Ihnen in der letzten Übung die eine oder andere belastende Person aus Ihrer Vergangenheit ins Bewusstsein gerückt? Dieser Punkt wird in den folgenden Übungen noch wichtig.

Übung 5: Mein Motto-Ziel

Andere als Problem

Wir Menschen sind in umfangreiche Netzwerke eingebunden. Ob in der Familie, im Freundeskreis, in der Arbeit, im Verein oder in ehrenamtlichen Positionen – in vielen unserer Aktivitäten müssen wir uns mit anderen abstimmen, wir müssen mit ihnen kommunizieren. Gelingt der Austausch, ist die Basis für eine belastungsfreie Interaktion geschaffen. Gelegentlich erweisen sich andere aber auch als Problem für uns selbst, sie tun uns mit ihrem Denken, Fühlen oder Verhalten regelrecht weh. Steht ein anderer Mensch in Zusammenhang mit unseren Problemen oder ist er das Problem, ist der Versuch hilfreich, unsere Kommunikation mit der Person zu durchschauen – dann können wir uns gelassener und ruhiger darauf einstellen.

Vor einiger Zeit gelangte ich bei einem Spaziergang im Wald an eine Lichtung, auf der Unmengen von Unkraut wuchsen. Inmitten dieses Unkrautdschungels entdeckte ich eine einzelne, wunderschön leuchtende blaue Blume und dachte bei mir: Jeder sollte dort erblühen können, wo er sich gerade befindet! Vielleicht fühlen Sie sich ja durch die Familie, in der Sie aufgewachsen sind, oder durch den Partner, mit dem Sie heute verheiratet sind, wie in ein von Unkraut überwuchertes Feld gestellt, das Sie daran hindert, zur Blüte zu kommen. Die gute Nachricht lautet: Sie können trotzdem blühen.

Viele Menschen stecken in einer durch und durch negativen oder mutlosen Grundstimmung fest, weil ihnen ihre Lebensumstände nicht gefallen, sie sich darin nicht wohlfühlen. Sie können ihren Partner nicht mehr ertragen. Sie hassen ihre Arbeit, die vielen Überstunden verderben ihnen den ganzen Tag. Sie empfinden Kollegen als lästig, mögen ihre Nachbarn nicht, sehen überall Negatives. Ständig kämpfen sie gegen irgendetwas an, wären gern woanders, vor allem jemand anderes.

Doch solange Sie unzufrieden sind, weil die Dinge nicht nach Ihren Vorstellungen laufen, so lange werden Sie innerlich auch auf der Stelle treten. Und im Grunde wissen Sie: Es ist grundsätzlich einfacher, seine inneren Einstellungen zu ändern, als sich an den äußeren Umständen abzuarbeiten. Wenn Sie sich nach Veränderung sehnen, wenn Sie wollen, dass sich neue Türen öffnen, dann sollten Sie Ihre Ziele überprüfen. In den meisten psychologischen Verfahren zur Gewichtsreduktion, die sich mit dem Thema «Zielformulierung» befassen, wird empfohlen, die Ziele unbedingt so schnell wie möglich zu konkretisieren. Doch es ist gerade diese Art von Zielvorstellungen, die früher oder später zu negativen Stimmungen, Mutlosigkeit, Hass oder zu Kampf und Krampf führen. Jeder möchte glücklich sein, ein Stück Schokokuchen, eine neue Uhr, eine Gehaltserhöhung, eine neue Freundin und vieles mehr – ja, vieles davon macht glücklich, aber wie lange? Und was passiert danach? Letztendlich geschehen zwei Dinge:

Wir fühlen uns danach wieder schlechter. Und wir brauchen das nächste Mal mehr, um dasselbe Glücksgefühl zu erreichen. Ein ganzes Leben verfolgen wir ein Gefühl der Befriedigung, das wir vielleicht nie bekommen werden.

Ich empfehle Ihnen einen anderen Weg. Ihr individuelles Körpergewicht finden Sie nicht in den Medien, sondern in Ihrer selbstregulierenden Willenskraft, oder besser formuliert: in Ihrem Lebensmotto, Ihrem Motto-Ziel. Das persönliche Motto, in der Wissenschaftssprache das persönliche Identitätsziel genannt, ist der Schlüssel für all Ihre Denk-, Gefühls- und Verhaltensmuster.

Unser Unbewusstes wird durch bildhafte, metaphorische und schwelgerische Zielformulierungen eher angeregt als durch trockene, realistische und konkrete Ziele. Für ein handlungswirksames Motto-Ziel sind zwei Punkte ganz wichtig: Das Motto-Ziel muss als positives Annäherungsziel formuliert sein und zu 100 Prozent unter Ihrer eigenen Kontrolle stehen. Ein Beispiel: «Ich gönne mir Ruhe» ist als Annäherungsziel formuliert. «Ich lasse mich weniger hetzen» beschreibt das gleiche Thema, ist aber als negatives Vermeidungsziel ausgedrückt. Oder: «Ich jogge jedes Wochenende mit meinem Partner» ist abhängig von der Stimmung Ihres Partners und steht somit nicht zu 100 Prozent unter Ihrer Kontrolle.

Mein Motto-Ziel

Einführung: Sie setzen sich bequem und entspannt hin und benutzen für die folgende Übung Ihre Drei-Minuten-Achtsamkeitsübung.

Ziele werden üblicherweise so definiert, dass sie in der Zukunft liegen und einen erwünschten Endzustand angeben. Motto-Ziele arbeiten gänzlich anders. Sie beziehen sich ausdrücklich auf die Gegenwart und sind deshalb auch im

Präsens formuliert. Damit wird erreicht, dass das Unbewusste sofort handlungsleitend wird – und nicht erst in der Zukunft.

Ziel: Ziel dieser Übung ist es, eine Thematik zu formulieren, die Ihnen direkt und jetzt am Herzen liegt. «Ich gönne mir Freizeit» als ein Ziel zu formulieren, das auf der Verhaltensebene liegt, ist hilfreicher, als den Vorsatz zu bekunden: «Ich muss mehr Sport machen», weil hier der positive Affekt herabgesetzt wird.

Erster Schritt: Setzen Sie sich bequem und entspannt hin. Fokussieren Sie zunächst einen Punkt in Ihrer Umgebung und sehen Sie dann, wie das Leben für Sie aussieht, wenn es Ihren Wünschen entspricht. Was sich verändert hat, wenn Ihre Wünsche erfüllt sind. Übertragen Sie Ihre Freude in ein Wunschbild und formulieren Sie daraus ein Motto-Ziel. Wenn Ihre Gedanken abzuschweifen beginnen, kehren Sie mit Ihrer Aufmerksamkeit wieder zurück.

Zweiter Schritt: Schließen Sie nun Ihre Augen und richten Sie Ihren Fokus auf das, was Sie in Ihrem Wunschbild hören können. Wie Sie zum Beispiel eine lobende Stimme aus Ihrer Umgebung hören, wenn sich Ihr Wunschbild einstellt. Versuchen Sie, eine Minute lang still an der lobenden Stimme oder dem Geräusch zu bleiben, ohne zu bewerten. Wenn Ihre Gedanken abschweifen, dann holen Sie sie zurück und konzentrieren sich wieder auf Ihr Wunschbild.

Dritter Schritt: Richten Sie nun Ihren Fokus auf das, was Sie in Ihrem Körper spüren, wenn Sie an Ihr Wunschbild denken. Versuchen Sie, eine Minute lang still an allen Empfindungen in Ihrem Körper dranzubleiben, werden Sie aller Empfindungen in Ihrem Körper gewahr, ohne sie zu bewerten. Wenn Ihre Gedanken abschweifen, holen Sie sie wieder zu Ihren Körperempfindungen zurück.

*Nachdem Sie nun Ihr Wunschbild mit all Ihren Sinnen wahr-
genommen und in Verbindung mit Ihren Gefühlen und Gedanken gebracht haben, fragen Sie sich, welches zusammenfassende Motto-Ziel für Sie selbst und Ihre Gefühle erscheint.
Halten Sie einen Moment inne.*

*Nehmen Sie sich Zeit, bevor Sie die Übung beenden, und ver-
weilen Sie in Ihrem Motto-Ziel und den damit verbundenen
positiven Emotionen.*

Der Fokus liegt ausschließlich auf dem Selbstmanagement und
nicht auf dem Fremdmanagement. Auch in der Kommunikation
mit anderen kann ein Motto-Ziel Wunder bewirken. Was können
wir selbst dazu beitragen, damit zum Beispiel die Kommunikation mit den Kollegen oder mit den eigenen Kindern besser funktioniert? Ein Motto-Ziel im Rahmen der Mutter-Kind-Bindung
könnte sein: «Ich bin eine Gärtnerin, die schaut, welche Pflanzen
im Garten Dünger brauchen.» Oder in Bezug auf das Übergewicht und die über Jahre verdrängten Probleme könnten wir
darüber unsere Gefühle mobilisieren und formulieren: «Ich stehe
zu meiner Löwenkraft und teile meine Gefühle mit.»

Im Leben geht es nicht wirklich um das Ziel, sondern darum,
wie wir auf dem Weg dorthin leben.

Übung 6: Müll aktiv angehen

Die verinnerlichte Stimme stoppen

Wenn der Grund für Ihre Probleme in Ihnen selbst liegt, dann nehmen Sie aus eigener Kraft Veränderungen vor. Wenn aber eine andere Person der Anlass ist, üben Sie sich darin, sich von ihr nicht Ihre Lebensfreude rauben zu lassen. Versucht ein anderer, seinen «Problem-Müll» bei Ihnen abzuladen, lächeln Sie und gehen Sie Ihres Weges. Die Müllhalde für andere zu sein, ist für niemanden eine Option. Das würden Sie spätestens dann spüren, wenn Sie doch darauf reagieren und früher oder später den Müll des anderen mit sich herumschleppen, um ihn selbst irgendwann auf einen Dritten abzuladen. Viele Menschen sind wie Müllwagen. Sie sind frustriert, wütend und enttäuscht. Wenn sich all dieser Müll anhäuft, suchen sie einen Platz, wo sie ihn loswerden können. Wenn Sie es zulassen, dann wird auch über Sie Müll gekippt. Wir können die Menschen nicht daran hindern, ihren Müll auszukippen, aber wir müssen ihn nicht annehmen. Sie können mit der nächsten Übung herausfinden, warum Sie viel zu oft akzeptieren, dass andere ihren Müll bei Ihnen abladen – und sich davon *befreien!*

Wenn uns jemand unhöflich behandelt, flüstern uns unsere Gefühle zu: «Zahl es ihm heim. Lass dir das nicht gefallen.» Oder wir denken an Gott und beten: «Herr, wenn du mich von diesen Personen befreien würdest, wäre ich endlich glücklich. Herr, wenn du doch nur meine Eltern verändern würdest, die mir das Leben so schwer machen.» Doch in Wahrheit werden diese Menschen sich vermutlich niemals ändern – aber *Sie* können sich verändern.

Oft sind wir selbst uns die strengste und kritischste Instanz, weil wir die fordernden oder strafenden Stimmen unserer Eltern beziehungsweise Bindungspersonen verinnerlicht haben und uns damit den Druck, der früher von unseren Eltern kam, selbst machen. Die strafende Elternstimme wird zu einer inneren Stimme gesellschaftlicher Werte, Normen und sozialen Rollen, die dazu führt, dass wir uns selbst hassen und für ganz normale Bedürfnisse bestrafen. Unsere innere Stimme ist hart, kritisch und unversöhnlich. Wir haben selbstverachtende, selbstverletzende, selbstkritische Gefühle und selbstschädigende Verhaltensweisen. Koma-Saufen, Computerspielsucht oder eben Esssucht sind nur einige Beispiele.

Die fordernde Elternstimme vermittelt uns das Gefühl, dass es wichtig ist, perfekt zu sein, alles richtig zu machen, einen hohen Status anzustreben, immer effektiv zu sein und die Bedürfnisse anderer vor die eigenen zu stellen und uns dabei in Selbstbescheidenheit zu üben. Spontaneität und der Ausdruck eigener Gefühle erscheinen unzulässig, eine überkritische Haltung übernimmt das Ruder in unserem Leben!

Wenn Sie eine Korrektur in Ihrem Inneren vornehmen möchten, dann konzentrieren Sie sich in dieser Übung auf die Frage, welche Stimme Sie verinnerlicht haben. Erst wenn Sie diese innere Stimme identifiziert haben, wird sie ihre Kraft verlieren und Sie nicht mehr in Aufruhr versetzen können – und Ihr Energiestoffwechsel kommt zur Ruhe!

Müll aktiv angehen

Einführung: Häufig sind es nicht nur die Belastungen von außen, die uns unter Druck setzen. Wir selbst sind uns immer wieder der ärgste Antreiber und Kritiker. Jeder Mensch hat im Laufe seines Lebens Strukturen und Überzeugungen von seinen frühkindlichen Bindungspersonen übernommen, mit denen er sich unterstützen, aber auch ausbremsen kann.

Ziel: Bewusstmachen von eingeprägten Denk-, Gefühls- und Handlungsmustern. Diese Prägungen haben wir unbewusst von Mutter, Vater, Großeltern oder anderen Bezugspersonen übernommen, die ihrerseits Werte, Normen und soziale Rollen vertreten haben, die für Sie und heutige Generationen einfach nicht mehr stimmen – und sich als «Müll» vergangener Zeiten entpuppen.

Erster Schritt: Setzen Sie sich bequem und entspannt hin. Fokussieren Sie zunächst einen Punkt in Ihrer Umgebung und sehen Sie, welche Person Sie mit kritischen Aussagen oftmals abgewertet hat und/oder ihren Müll bei Ihnen abgeladen hat. Wenn Ihre Gedanken abzuschweifen beginnen, kehren Sie mit Ihrer Aufmerksamkeit wieder zurück.

Zweiter Schritt: Schließen Sie nun Ihre Augen und horchen Sie in sich hinein. Versuchen Sie, eine Minute lang wahrzunehmen, welche kritischen Aussagen Sie zu hören bekommen haben, ohne diese zu bewerten. An dieser Stelle können Sie auch die Augen öffnen, um mit zuvor bereitgelegtem Stift und Papier Aussagen und Stimmungen zu notieren. Dann schließen Sie Ihre Augen wieder. Wenn Ihre Gedanken abschweifen, dann kehren Sie mit Ihrer Aufmerksamkeit wieder auf das Hören der kritischen Stimmen zurück.

Dritter Schritt: Richten Sie nun Ihren Fokus auf das, was Sie in Ihrem Körper spüren, wenn Sie an die kritischen Sätze und die betreffende Person denken. Versuchen Sie, eine Minute lang still an allen Empfindungen in Ihrem Körper dranzubleiben, werden Sie aller Empfindungen in Ihrem Körper gewahr, ohne sie zu bewerten. Wenn Ihre Gedanken abschweifen, holen Sie sie wieder zu Ihren Körperempfindungen zurück.

Nachdem Sie nun mit allen Ihren Sinnen wahrgenommen haben, was von welcher Stimme Sie unbewusst verinnerlicht haben, fragen Sie sich, welche Elternstimme Sie übernommen haben.

Eine Teilnehmerin betonte im Seminar, wie schwer es ihr fiel, sich von ihrem inneren Richter zu lösen. Sie beschrieb diese Stimme in sich als extrem dominant, die keine ihrer Handlungen unkommentiert ließ. Was sie auch machte, der «wohlmeinende Einpeitscher» mischte sich ein und suggerierte ihr, dass ihr Handeln nicht gut genug sei. Mehr und mehr rückte ihre Mutter als die tatsächliche wohlmeinende Einpeitscherin in den Fokus. Aufgrund ihrer eigenen Biographie vertrat sie gegenüber ihrer Tochter immer extrem hohe Anforderungen und vermittelte ihr das Gefühl, perfekt sein, alles richtig machen, einen hohen Status anstreben zu müssen, bei all dem bescheiden zu bleiben und die Bedürfnisse anderer vor die eigenen stellen zu müssen.

Im Moment der Erkenntnis war für meine Teilnehmerin ein tiefes Verständnis für ihre Mutter und ihre schweren Kindheitserlebnisse, die mit ihrer eigenen Kindheit nichts zu tun hatten, geboren und beruhigte in den folgenden Wochen ihre innere Stimme. Sie konnte mehr und mehr ihre Denk- und Handlungsmuster als Muster ihrer Mutter erkennen und sich von ihnen trennen – ohne wütend auf ihre Mutter zu sein oder zu glauben, sie verändern zu müssen!

Übung 7: Meine inneren Helfer

Rettende Imaginationen

Wenn wir ein Problem zu lösen haben, holen wir uns manchmal Hilfe bei anderen Menschen. Wir schildern ihnen unsere Situation, bitten sie, sich in unsere Lage hineinzuversetzen und uns dann einen Rat zu erteilen. Oder wir wünschen uns praktische Hilfe durch ihre Begleitung und ihren Beistand bei einer schwierigen Angelegenheit. Wir fühlen uns dann stärker, weil wir nicht allein sind.

Auch in unseren inneren Vorstellungen und Bildern können Begleiter nützlich sein. Wichtig ist nur, dass wir uns die richtigen Helfer aussuchen. Wir brauchen innere Helfer, zu denen wir Vertrauen haben. Wir müssen spüren, wie sie uns mit ihrer Kraft beistehen können. Solche inneren Helfer können Personen aus unserem Bekanntenkreis sein. Es können aber auch fiktive Helferfiguren sein wie Superman, James Bond, Pippi Langstrumpf, oder aber Sie rufen gedanklich ein Sondereinsatzkommando der Polizei zu Hilfe. Genauso können es Tiere sein, zum Beispiel Ihr treuer Hund und Weggefährte aus Kindertagen, der immer mit Argusaugen auf Sie aufgepasst hat, oder ein Löwe, der König der Savanne, ein schwergewichtiger Bär, den keiner aus der Ruhe bringt, oder eine gepanzerte Schildkröte, die sich von keinem wild machen lässt. Seien Sie erfinderisch – ganz besonders, wenn Ihnen Ihre Helfer und Berater in einem für Sie belastenden Erinnerungsbild zu Hilfe eilen und die Szene umgestalten sollen.

Für das Überschreiben und Umgestalten eines emotionalen Erinnerungsbildes braucht es für die nachfolgende Imaginationsübung eine noch tiefere Wohlfühl- und Arbeitsebene. Dort sind Sie näher an Ihren Emotionen und Tagtraumbildern. Dort sind zugleich Probleme intensiver wahrnehmbar. Vor allem können Sie auf dieser Ebene mit Ihren Helferfiguren Neues erschaffen, also etwas tun, das Sie in der belastenden Situation gebraucht hätten, aber nicht bekommen haben. Holen Sie es nach. Es ist nie zu spät, sich eine schöne Kindheit zu erschaffen!

Bevor Sie diese Übung praktizieren, ist es mir wichtig, dass Sie diese entscheidende Abschlussübung zwei, drei Mal ganz durchlesen. Beginnen Sie mit dieser sehr wirkungsvollen Übung erst, wenn Sie die anderen Übungen bereits gemacht haben und Sie das Gefühl haben, etwas Grundlegendes verstanden zu haben. Die tiefere Wohlfühlebene erreichen Sie folgendermaßen:

Übung: Sie setzen sich bequem hin, schließen die Augen und entspannen sich. Atmen Sie jetzt tief ein und beginnen Sie beim Ausatmen rückwärts zu zählen, fangen mit der Zahl 3 an und wiederholen Sie gedanklich: 3.

Atmen Sie noch einmal tief ein und gehen Sie beim Ausatmen zur Zahl 2 und wiederholen Sie gedanklich: 2.

Atmen Sie noch einmal tief ein und gehen Sie beim Ausatmen zur Zahl 1 und wiederholen Sie gedanklich: 1.

Spüren Sie, wie Sie sich bei jedem Ausatmen mehr und mehr entspannen. Sie erreichen eine noch tiefere Entspannung, indem Sie Ihre Augenlider entspannen. Fühlen Sie, wie entspannt Ihre Augenlider sind. Lassen Sie dieses Gefühl der Entspannung langsam hinabfließen durch Ihren ganzen Körper bis zu Ihren Zehenspitzen. Es ist ein wunderbares Gefühl, so tief entspannt zu sein, ein sehr gesunder, harmonischer Zustand.

Sie haben jetzt eine tiefere Bewusstseinsebene erreicht. Wenn Sie Entspannungstechniken wie autogenes Training oder progressive Muskelrelaxation beherrschen, können Sie dieses Verfahren ebenfalls einsetzen. Auf dieser tieferen Bewusstseinsebene ist es Ihnen zukünftig möglich, belastende Ereignisse wie in einem Video anzuschauen, den Film auch einmal anzuhalten, zurückzuspulen und aktiv mit Ihren Helfern so zu verändern, wie Sie es sich schon immer heimlich gewünscht haben. Sie sind jetzt der Regisseur.

Haben Sie in Ihrer Kindheit und Jugendzeit immer wieder schwere Gewalt und Gefühle der Bedrohung erfahren, dann sollten Sie mit mächtigen Helfern wie Polizisten, Soldaten, Actionhelden mit Gegengewalt reagieren, um den oder die Täter zu stoppen, gefangen zu nehmen oder sogar zu töten. Sie sind jetzt geschockt, dass ich so etwas schreibe? An dieser Stelle, in diesem Video aus Ihrer Kindheit, haben Sie nach Jahrzehnten des Leidens endlich die Möglichkeit, den Missbrauch aktiv so zu überschreiben, sich die Hilfe und Gegenwehr zu verschaffen, die Sie gebraucht hätten, um eine unbeschwertere Kindheit zu erleben. Sich in der Fantasie bis zum Äußersten zu wehren, in absolute Notwehr zu gehen, hilft Ihnen, den Schrecken des Erlebten und damit den Täter innerlich zu überwinden. In Ihrer Imagination dürfen Sie den Mut haben zu erkennen, wann eine Person nicht länger Teil Ihrer Lebensgeschichte sein sollte. Und endlich zieht ein Sturm befreiender Emotionen durch jede Zelle Ihres Körpers – glauben Sie es mir!

Bei sexualisierter Gewalt und Scham können Sie erleben, wie ein öffentliches Anprangern des Täters als hilfreich und entlastend empfunden wird. Stellen Sie sich einen Marktplatz vor, auf dem Ihr Helfer als Richter öffentlich dem Täter die Schuld zuweist und dieser für ewig im Gefängnis verschwindet. Oder spüren Sie in Ihren inneren Bildern, wie der Missbrauch Ihrer Eltern von Ihrem Helfer als psychiatrische Störung entlarvt wird, und wie er sie in eine psychiatrische Klinik einweist und Sie selbst bei liebevollen Pflegeeltern unterbringt. Noch einmal: Wenn Sie freikommen wollen von Ihren traumatischen Kindheitserlebnissen, dann müssen Sie Ihre innere Abhängigkeit von diesen Personen korrigieren und abschließen.

Wenn Sie sich ausgeschlossen fühlen, kann Sie Ihr Helfer bei einer Kontaktaufnahme unterstützen. Sehr hilfreich ist bei Mobbing oder Spott, wenn Ihr Helfer Ihnen die Schwächen des Täters bewusst macht. Wenn Sie Schuldgefühle plagen, weil Sie sich als Kind für Ihre leidende Mutter verantwortlich gefühlt haben, alles gemacht haben, was in Ihren Kräften lag, und Ihre Hilfe doch nie ausgereicht hat, können Sie sich auf dieser tieferen Bewusstseinsebene vorstellen, wie Ihr Helfer als Therapeut Ihre Mutter mit der Überforderung ihres Kindes konfrontiert und ihr eine Hilfe von außen zur Unterstützung beistellt – und Sie Ihre Spiel- und Bindungsbedürfnisse endlich erfüllt sehen und erfahren.

Oder hatten Sie ein Geschwisterkind, das behindert war oder aus einem anderen Grund von Ihren Eltern immer mehr Aufmerksamkeit bekam als Sie? Selbst heute noch würden Sie sich freuen, wenn Ihr Helfer Ihnen zur Seite stünde und Ihre Bedürfnisse als Kind, das keine Probleme gemacht hat, betont. Erleben Sie, wie Sie endlich mit Ihrem Helfer Schönes unternehmen können, etwas, das Sie sich immer gewünscht, aber nie erfahren haben.

Die Überschreibung von Kindheitserinnerungen erfolgt immer mit einer Hilfsperson. Dabei ist die Wahl der Hilfsperson völlig frei. Sie sorgt für Sicherheit und erfüllt imaginativ die Bedürfnisse des Kindes in uns. Dazu sind grundsätzlich alle Mittel recht, solange sie geeignet sind, negative Gefühle zu reduzieren und durch Sicherheit und Geborgenheit zu ersetzen. Entscheidend für die Wahl der Mittel ist, dass Sie sich in der imaginierten Situation erleichtert oder entlastet erleben. Die einzige Regel beim Überschreiben lautet: Die Hilfsperson gewinnt immer!

> *Nachdem Sie Ihre belastende Situation mit Hilfe Ihrer Helfer überschrieben haben, fühlen Sie, wie Sie sich freuen.*
> *Um aus dem entspannten Zustand langsam wieder heraus-zukommen, können Sie jetzt vorwärts zählen von eins bis fünf.*
> *1–2–3 Sie kommen jetzt langsam heraus.*
> *4–5 Sie machen die Augen auf, bei 5 sind Sie hellwach. Sie fühlen sich energiegeladen und besser als vorher.*

Nach einiger Zeit der Übung können Sie viele innere Bilder auch ohne vertiefende Entspannung überschreiben. Grundsätzlich jedoch gilt: Auf der tieferen Wohlfühlebene können Sie schwerwiegende Probleme besser angehen. Sie nehmen mehr Facetten Ihrer frühkindlichen Belastungen wahr und kommen deshalb auf mehr Lösungsmöglichkeiten. Ihre gesamte Arbeit wird damit erfolgreicher.

Hier noch einmal die Abschlussübung, die Ihnen hilft, sich mit Ihren inneren Helfern aus Ihren sozialen und emotionalen Anpassungsstörungen zu befreien.

Meine inneren Helfer

Einführung: Gesundheit ist ein Ausdruck von erfüllten Grundbedürfnissen in unserer Kindheit. Dies erlaubt uns im Erwachsenenleben, ein positives Bild über uns selbst, über andere Personen und die Welt als Ganzes zu entwickeln.

Krankhafte Störungen, Übergewicht, Essstörungen und vieles mehr sind demnach Ausdruck ungenügender Bewältigungsstrategien bei nicht erfüllten Bedürfnissen, die wir selbst in der Interaktion mit unserem sozialen Umfeld entwickelt haben.

Ziel: Angelehnt an die Tiefenpsychologie liegt der Fokus auf problematischen Bewältigungsmustern wie Vermeidung, Kapitulation oder übermäßiger Kontrolle und nicht auf spezifischen Symptomen wie Essstörung, Ängste, Reizmagen, Allergien, und es wird großer Wert darauf gelegt, die biographische Entstehung dieser Muster zu thematisieren und in inneren Bildern mit Hilfe von Helferfiguren zu verändern und zum Abschluss zu bringen.

Vorbereitung

Sie setzen sich bequem hin, schließen die Augen und entspannen sich. Führen Sie die oben erklärte Entspannungsübung durch, indem Sie tief einatmen und beim Ausatmen von 3 an rückwärts zählen. Spüren Sie, wie Sie sich bei jedem Ausatmen mehr und mehr entspannen. Sie sind jetzt auf einer tieferen Bewusstseinsebene, die Sie für eine Überschreibung von belastenden Erinnerungen mit Hilfe Ihres Helfers nutzen können.

Erster Schritt*: Visualisieren Sie bei geschlossenen Augen die belastende Situation aus Ihrer Perspektive als Kind oder Leidtragender. Sehen Sie, welche Person Sie bedrängt oder geschädigt hat, und bleiben Sie so lange in dem Leid, bis Ihnen die damit verbundenen Gefühle bewusst werden. Es ist an dieser Stelle nicht notwendig, die Erinnerung an zum Beispiel väterliche Gewalt vollständig wiederzuerleben. Es reicht schon, das Gefühl von Bedrohung und Hilflosigkeit zu spüren, wenn Sie die Schritte des Vaters auf der Treppe hören. Die Überschreibung mit Hilfe Ihres Helfers kann nun beginnen.*

Zweiter Schritt*: Visualisieren Sie nun den Helfer, der Ihre Bedürfnisse nach Sicherheit und Geborgenheit am besten erfüllen kann. Dazu sind grundsätzlich alle Mittel recht, solange sie geeignet sind, Ihre negativen Gefühle zu reduzieren. Auch die Wahl der Hilfsperson oder des Tieres, das Ihnen jetzt beisteht, ist völlig frei. Zum Beispiel spüren Sie, wie Ihr Löwe mit einem einzigen Satz auf die Person, die Sie jahrelang terrorisiert und gedemütigt hat, zuspringt und ihr die Kehle durchbeißt. Fühlen Sie, wie Ihre Helferfigur für Sie handelt und das tut, was Sie sich* *immer gewünscht haben, und erleben Sie sich dabei endlich erleichtert und entlastet.*

Dritter Schritt: *Bleiben Sie eine Zeitlang (drei bis fünf Minuten) in diesem befreienden Bild. Richten Sie Ihren Fokus auf das, was Sie in Ihrem Körper spüren. Versuchen Sie still an allen Empfindungen in Ihrem Körper dranzubleiben, werden Sie aller Empfindungen in Ihrem Körper gewahr, ohne sie zu bewerten. Bevor Sie Ihre Visualisierung auf dieser tieferen Bewusstseinsebene beenden, stellen Sie sich vor, wie Sie sich bei Ihrer Helferfigur bedanken. Lassen Sie zum Schluss positive Energie in Form eines hellen Lichtstrahls durch Ihren Körper fließen und beobachten Sie, wie sich Ihre Emotionen zu den ursprünglichen Belastungen verändert haben. Nachdem Sie Ihre belastende Situation mit Hilfe Ihrer Helfer überschrieben haben, fühlen Sie, wie Sie sich freuen.*

Um aus dem entspannten Zustand wieder herauszukommen, zählen Sie jetzt vorwärts von eins bis fünf.

1–2–3 Kommen Sie jetzt langsam heraus.

4–5 Sie öffnen Ihre Augen, bei 5 sind Sie hellwach, Sie fühlen sich energiegeladen und wohl, viel besser als vorher.

Ihr Immunsystem, Ihr Körpergefühl und Ihr Körpergewicht verbessern sich jedes Mal, wenn Sie sich auf dieser Bewusstseinsstufe befinden.

Normalerweise wird es Ihnen am Ende dieser tieferen Entspannung besser gehen als am Anfang der Übung. Sollte das nicht der Fall sein, hatten Sie möglicherweise die falsche Helferfigur als Begleiter, oder Sie sind traurig, dass Sie mit Ihrem Helfer nicht aggressiver und damit entlastender in der betreffenden Szene vorgegangen sind. Doch schon damit hat sich eine neue Perspektive eröffnet, und beim nächsten Mal finden Sie bessere Lösungsideen, die Sie durch und durch zufriedenstellen.

Schauen Sie, was Sie erleben!

Sie haben tief in sich ein Gespür, das Ihnen sagen kann: Ja, dies innerlich Gesehene ist gut für mich! Oder: Nein, das ist nicht das, was ich brauche! Prüfen Sie, was sich durch die Übungen bei Ihnen getan hat, spüren Sie dem Erlebten nach. Sie müssen nichts bedingungslos annehmen. Verwerfen Sie aber auch nicht gleich auf den ersten Blick, was Ihnen spontan «widerstrebt».

Was kann Ihnen geschehen? Ein Mann berichtete mir, dass er sich durch die Übungen von einem Berg hochgezogen fühlte und über der Erde in einen riesigen Lichtkreis geriet. Der wirkte wie ein großes göttliches Auge. Er hatte dabei das Gefühl, sich im Augapfel des Göttlichen zu befinden. Das Auge sah ihn liebevoll von allen Seiten an. Zugleich war in ihm das überwältigende Empfinden, dass dieses gewaltige Göttliche ganz allein für ihn da war. Dann wurde er wieder behutsam auf die Erde gesetzt. Ihm blieb noch viele Jahre das Gefühl erhalten, dass seine Existenz von außerordentlicher Bedeutung sei. Er schaffte es, wieder so schlank wie in seinen besten Zeiten zu werden.

Die Welt der inneren Bilder ist weit größer als die der äußeren visuellen Sinneseindrücke. In ihr sind bildliche Gestaltungen möglich, die in der Realität undenkbar sind. Entsprechend groß sind auch Ihre unmittelbaren Erlebnisse: Die assoziativen Fähigkeiten Ihres Gehirns verbessern Ihre Denk-, Gefühls- und Verhaltensmuster. Ihre intuitiven Reaktionen auf Ihre sozialen Lebensumstände werden stimuliert und gefördert, kurzum: Sie werden, wenn Sie die Kraft der inneren Bilder häufiger verwenden, in vielen Lebensbereichen spürbar leichter neue Ideen, Lösungen und Innovationen entwickeln. Ihre Seele wird ruhiger und gelassener werden – und Ihr Körper schlanker.

TEIL IV

DIE UNVERZICHTBAREN BEGLEITER

Ernährung nach dem Regus-lipo-Konzept

DIE FORMEL FÜR DEN
MENSCHLICHEN KÖRPER

$H_{375.000.000}$ $O_{132.000.000}$ $C_{85.700.000}$ $N_{6.430.000}$ $Ca_{1.500.000}$ $P_{1.020.000}$ $S_{206.000}$ $Na_{183.000}$ $K_{177.000}$ $Cl_{127.000}$ $Mg_{40.000}$ $Si_{38.600}$ $Fe_{2.680}$ $Zn_{2.110}$ Cu_{76} I_{14} Mn_{13} F_{13} Cr_7 Se_4 Mo_3 Co_1

So lautet die Formel der Elemente, die den menschlichen Körper ausmachen. Es ist nicht zu übersehen: Wir sind eine sehr spezielle Mischung aus Stoffen, die allesamt ihre Eigenschaften und ihr Verhalten in chemischen Reaktionen zeigen.

Unser Körper besteht vorwiegend aus Wasserstoff (H), aber was unser Gewicht angeht, enthalten wir so viel Sauerstoff (O) und Kohlenstoff (C), dass wir damit im uns bekannten Universum mehr oder weniger einzigartig sind.

Die Elemente Sauerstoff und Kohlenstoff treten leicht mit den anderen Elementen in Wechselwirkung und bilden die vielfältigen chemischen Reaktionen und das notwendige Gleichgewicht, die sogenannte Homöostase, die unentbehrliche Voraussetzung für unseren Körper, sogar für die gesamte Natur ist. Sie definieren das Leben: Stoffwechsel, Fortpflanzung und Wachstum.

Zur Aufrechterhaltung dieses Gleichgewichts benötigt der menschliche Körper sogenannte Grundnährstoffe. Sie liefern ihm die notwendige Energie, um zu leben. Kohlenhydrate und Fette stellen die wichtigsten Energiequellen dar. Für das Wachstum und die gesundheitliche Erhaltung von Organen und Gewebe sind Proteine, Vitamine, Mineralien und Spurenelemente von entscheidender Bedeutung. Diese Grundnährstoffe sind in der Zusammenarbeit mit Wasser und Sauerstoff für die Stoffwechselprozesse und die Stoffwechselregulation unerlässlich. Unser Körper ist zum Aufbau von Körpersubstanz und zur Aufrechterhaltung seiner Funktionen auf permanente Energiezufuhr angewiesen. Andernfalls drohen Störungen.

Während die energieliefernden Komponenten Kohlenhydrate, Fette und Proteine in ihrer Zusammensetzung und Funktion austauschbar sind, steuern Vitamine, Mineralien und Spurenelemente als Ko-Faktoren der Enzyme indirekt unsere Stoffwechselprozesse. Folglich treten bei einem Mangel an diesen Ko-Faktoren Störungen in der enzymatischen Regulation von Stoffwechselprozessen auf. Bei einem Mangel an Glutathion, einem der wichtigsten Antioxidantien, ist zum Beispiel unser Immunsystem immer weniger in der Lage, akute Infekte abzuwehren, und bildet so verstärkt Antikörper. Die Folge ist, wir fangen an allergisch zu reagieren! Bekannt sind auch Symptome wie Zahnfleischbluten, Anfälligkeit für Infektionen, Gelenkentzündungen, Erschöpfung und Müdigkeit bei anhaltendem Fehlen von Vitamin C und B-Vitaminen (siehe dazu: «Vitalstoffe während der Anwendung von Regus lipo» S. 191 f.).

WER ABNEHMEN WILL,
MUSS AUSGEWOGEN ESSEN

Ein hungriger Magen lässt Diäten scheitern. Jeder, der schon einmal mit Hilfe einer Diät Pfunde abnehmen wollte, kennt das quälende Gefühl, mit knurrendem Magen und schlechter Laune den Tag überstehen zu müssen. Noch immer hält sich das verbreitete Vorurteil hartnäckig in den Köpfen: Wer isst, bis er satt ist, nimmt automatisch zu viel Energie auf. Das stimmt nicht! Ob der Bauch voll ist oder nicht, sagt noch nichts über die aufgenommene Energiemenge aus. 100 Gramm Schokolade liefern 540 Kilokalorien, doch der Hunger bleibt und wird sogar durch eine extreme Insulinausschüttung in den 90 Minuten nach dem Verzehr noch verstärkt. Um mit Blattsalat 540 Kilokalorien aufzunehmen, müssten Sie fast vier Kilogramm auf einmal zu sich nehmen, Ihr Magen schafft aber nur knapp 500 Gramm in einer Mahlzeit.

Wer dauerhaft abnehmen will, muss essen. Im Mittelpunkt der Ernährung sollten allerdings wasser- und ballaststoffreiche Lebensmittel wie Gemüse, Salat und Obst sowie der Sattmacher Eiweiß, also Eier, Fisch, Milchprodukte, Hülsenfrüchte, Fleisch und Käse stehen. Als Geschmacksgeber darf Fett in Form von Ölen, Nüssen oder anderen fetthaltigen Lebensmitteln sogar großzügig verwendet werden.

Energiespendende Hauptnährstoffe

Der Energiegehalt eines Lebensmittels wird in Kilokalorien (kcal) gemessen. Ein Gramm Fett liefert mehr als doppelt so viele Kalorien wie die gleiche Menge Kohlenhydrate oder Eiweiß. In Zahlen bedeutet das: Ein Gramm Fett enthält neun Kalorien, ein Gramm Kohlenhydrate und ein Gramm Eiweiß enthalten jeweils vier Kalorien.

Das war auch der Grund, warum Fett als Dickmacher verteufelt und die Kohlenhydrate als eigentliche Dickmacher nicht erkannt wurden. Um es vorwegzunehmen: Mein Ernährungskonzept Regus lipo basiert auf einer reduzierten Low-Carb-Ernährung, also einer kohlenhydratreduzierten Ernährung. Eine kohlenhydratarme, eiweißbetonte Ernährung ist ganz sicher keine Modeerscheinung, sondern eine Ernährungsweise, an die wir seit Millionen von Jahren angepasst sind. Regus lipo greift zurück auf biologisch alte Stoffwechselprozesse, die durch psychosoziale Umstände und eine moderne Lebensmittelindustrie immer wieder gestört und in Mitleidenschaft gezogen werden.

Sie werden abnehmen, wenn Sie sich auf eine neue Ernährungsweise einlassen, denn:

- Wer weniger Kohlenhydrate verzehrt, lockt weniger Insulin. Das beugt Diabetes und Bluthochdruck vor, und dem Fettabbau steht nichts mehr im Weg.
- Eine geringe Kohlenhydratzufuhr, maximal 80 Gramm pro Tag, und eine im Verhältnis höhere Zufuhr von Eiweißen stabilisiert den Blutzuckerspiegel.
- Ein hoher Anteil von wasser-, ballaststoff- sowie eiweißreichen Lebensmitteln wie Gemüse, Salate, Obst, Fleisch und Fisch kurbelt den Stoffwechsel an. Denn die Verarbeitung von

Eiweiß erfordert viel Energie, und das hat zur Folge, dass mehr Fettsäuren aus unseren Fettdepots verbrannt werden.

- Die Zufuhr von hochwertigen Eiweißen aus Eiern, Fisch und Fleisch ist nicht nur für den Aufbau oder die Erhaltung der Muskulatur notwendig, sondern bestimmt auch die Qualität von Haut und Gewebe.

- Die Einnahme von Mikronährstoffen wie Vitaminen, Mineralien und Spurenelementen während der Gewichtsreduktion gewährleistet eine Regeneration der Enzyme und der damit verbundenen Stoffwechselprozesse.

Kohlenhydrate – die akute Energieversorgung

Kohlenhydrate sind Einfachzucker wie zum Beispiel Rübenzucker, Zweifachzucker wie Traubenzucker oder Milchzucker und Mehrfachzucker wie Stärke und Cellulose. Sie haben nicht den besten Ruf, sind aber nichtsdestoweniger von lebensnotwendiger Bedeutung für unseren Körper. Vor allem unsere Muskulatur und unser Gehirn gewinnen aus den Zuckermolekülen die für sie notwendige Energie. In Brot, Kartoffeln oder Nudeln sind zum Beispiel viele Kohlenhydrate enthalten, ebenso in Getreide. Auch Obst, was den einen oder anderen immer noch überraschen mag, hat einen erheblichen Anteil an Kohlenhydraten.

Zuckermoleküle kommen in der Nahrung als Einfach- oder Zweifachzucker vor, zum Beispiel in Süßigkeiten und Schokolade oder als Fruchtzucker in Obst. Sie schmecken süß, sind aber, abgesehen von Obst, das zusätzlich nützliche Vitamine liefert, reine Energieträger. Sie lassen den Blutzucker in die Höhe schnellen. In komplexer Form gibt es sie auch als Mehrfachzucker, zum Beispiel als Stärke in Getreide, Kartoffeln und Hülsenfrüchten.

Da Mehrfachzucker vor der Aufnahme ins Blut erst aufgespalten werden müssen, wirken sie langsamer und lassen infolgedessen den Blutzuckerspiegel allmählich ansteigen.

Glukose, umgangssprachlich besser bekannt als Traubenzucker, gehört ebenfalls zu den Einfachzuckern und ist der wichtige Kohlenhydratbaustein im Energiehaushalt des menschlichen Organismus. Sie wird von jeder Körperzelle aufgenommen und wieder abgegeben und liefert durch Verstoffwechselung die chemische Energie für Muskelarbeit, Stoffwechselprozesse und Gehirnaktivität. Die akute Energieversorgung wird im Wesentlichen über die im Blut gelöste Glukose gewährleistet.

Der Körper braucht für seinen Dauerbetrieb die Energiezufuhr durch Kohlenhydrate, nicht nur für schnelle Energie und ausdauernde Aktivität, sondern auch, um die Funktion wichtiger Organe zu erhalten. Allerdings ist unser Zuckerverbrauch in den letzten 150 Jahren von 1,8 Kilo pro Jahr und Kopf auf unglaubliche 58 Kilo Fabrikzucker angestiegen, was einem Pro-Kopf-Verbrauch von knapp 160 Gramm täglich entspricht – das sind schon 640 Kalorien pro Tag. Zum Vergleich: Vor 150 Jahren lag der Verbrauch bei 5 Gramm pro Tag. Unter Berücksichtigung unseres aktuellen «hyperaktiven» Lebensstils sollten Sie heute für eine gesunde und schlanke Ernährung als Richtschnur nicht mehr als 60 bis 80 Gramm pro Tag zu sich nehmen.

Denn ist der menschliche Organismus ausreichend mit Glukose, dem Hauptenergieträger, versorgt, kann er den Einfachzucker in die Speicherform Glykogen überführen. Menschliches Glykogen wird vorwiegend in der Leber und der Skelettmuskulatur gespeichert. Insgesamt kann der Erwachsene etwa 400 Gramm Glykogen (entsprechend ca. 2000 Kalorien) speichern, davon etwa 150 Gramm in der Leber und 250 Gramm in der Muskulatur. Werden trotzdem weitere Kohlenhydrate aufgenommen, so wird diese überschüssige Glukose in Fett umgewan-

delt und im Lebergewebe gespeichert und lässt das entzündungsfördernde tiefe Eingeweidefett wachsen. Wir werden also dick,
und die Leber verfettet. Kohlenhydrate können schneller Übergewicht verursachen als Fette selbst.

Ausgewählte Lebensmittel und ihr Kohlenhydratgehalt:

Lebensmittel	Menge	Kohlen-hydrat-gehalt
Nudeln	60 g (=150 g gekocht)	46 g
Reis	60 g (=150 g gekocht)	42 g
Mais	60g	39 g
Weißbrot	60 g (=150 g gekocht)	29 g
Brötchen, weiß	60g	26 g
Brötchen, Vollkorn	60g	26 g
Vollkornbrot	60 g (1 Scheibe)	23 g
Kartoffeln	150g	21 g
Fruchtsäfte	200 ml	18 g bis 22 g
Obst, zuckerreich	150g	15 g bis 30 g
Obst, zuckerarm	150g	4 g bis 14 g

Milch, Joghurt, Quark	150g	7 g
Hülsenfrüchte, gegart	150g	5 g bis 25 g
Gemüse, Salat, Pilze	150g	1 g bis 10 g
Nüsse, Kerne	20g	< 2 g
Eier, Fisch, Fleisch, Fette, Öle	pro Portion	< 1 g Frei von Kohlen- hydraten

Quelle: Bundeslebensmittelschlüssel

Für einen deutliche Gewichtsreduktion und eine gesunde Ernährung sollten Sie eine Kohlenhydrataufnahme von 60 bis 80 Gramm (ein Gramm pro Kilogramm Körpergewicht) pro Tag nicht überschreiten. Diese Aufnahme entspricht einem Idealgewicht bei einer Durchschnittsgröße von 165 cm (Frauen) und 178 cm (Männer).

In der Reduktionsphase von Regus lipo sind mit jeweils knapp 300 Gramm Fleisch oder Fisch, Gemüse und Obst sowie drei Knäckebrot-Scheiben zum Frühstück die 60 bis 80 Gramm Kohlenhydrate erreicht. Wie Sie aus der Tabelle entnehmen können, ist in der Erhaltungsphase und nach der Ernährungsumstellung eine Scheibe Vollkornbrot oder eine kleine Portion Kartoffeln auch möglich.

Wie bei den Fetten gilt also auch bei den Kohlenhydraten, dass nicht sie das Problem sind, sondern die Zusammensetzung unseres Speiseplans. Zweieinhalb Millionen Jahre lang ernährten sich die Menschen von Pflanzen und Tieren, die ohne menschliche Eingriffe lebten und sich vermehrten. Das änderte sich vor etwa 10 000 Jahren. Die Menschen begannen, einige wenige Tier- und Pflanzenarten nach ihrem Bedarf zu manipulieren. Es kam zu Kreuzungen und Neuzüchtungen, die den veränderten lebenspraktischen Ansprüchen des Menschen angepasst waren. Heute beziehen wir mehr als 90 Prozent unseres Kalorienbedarfs aus einer Handvoll von Pflanzenarten – Weizen, Reis, Mais, Kartoffeln, Hirse und Gerste. Gleichzeitig ist der Stoffwechsel des Menschen genetisch an die Steinzeiternährung von vor 2,5 Millionen Jahren angepasst geblieben, da die Zeitspanne der Veränderungen viel zu kurz für den schwerfälligen Stoffwechsel ist, um sich anzupassen.

Getreide, Getreideprodukte und Kartoffeln enthalten Unmengen an Zuckermolekülen, deshalb sollte man beim Verzehr sehr maßvoll sein. Noch mehr Vorsicht ist bei Süßigkeiten und Limonaden geboten, aber auch bei Fruchtsäften, die ebenfalls einen hohen Anteil an Einfachzuckern aufweisen. Dagegen bieten Gemüse und auch frisches Obst viele weitere Nährstoffe wie Vitamine, Mineral- und Ballast- sowie sekundäre Pflanzenstoffe, die der Körper gut verwerten kann.

Proteine – Bausteine des Lebens

Für unseren Körper sind Proteine einer der wichtigsten Bausteine überhaupt.

Sie sind aus lebenswichtigen Aminosäuren, den Grundbausteinen des Lebens, aufgebaut und geben der Zelle nicht nur Struktur, sondern übernehmen auch vielfältige Funktionen: Sie transportieren Stoffe, katalysieren chemische Reaktionen oder erkennen Signalstoffe. Da unsere Körperzellen ständig erneuert werden, sind sie auf die regelmäßige Zufuhr von Protein angewiesen. Proteine sind auch in pflanzlichen und tierischen Lebensmitteln enthalten und für den Menschen unersetzbare Nahrungsbestandteile. Außerdem sind sie ein langanhaltender Sattmacher.

Gerade in Bezug auf eine Gewichtsreduktion ist die ausreichende Eiweißzufuhr zum Erhalt von stoffwechselaktivem Körpergewebe wichtig. Von den 20 Aminosäuren, aus denen die Proteine zusammengesetzt sind, sind acht essenziell, das heißt, sie können nicht vom Körper hergestellt werden und müssen über die Nahrung aufgenommen werden. Im Darm werden die Proteine aufgeschlüsselt, und die freigesetzten Aminosäuren werden über die Blutbahn transportiert und je nach Bedarf des Organismus als Baustoffe für Zellen und Gewebe verwendet. Eiweiß ist auch ein hervorragender Hungerstiller. Wissenschaftler des University College London konnten nachweisen, dass Proteine den Körper anregen, mehr Sättigungshormone freizusetzen. Ein weiterer Vorteil ist, dass sich Proteine kaum auf den Blutzuckerspiegel auswirken.

Neben Eiern und Milchprodukten gehört vor allem rotes Fleisch zu den stark proteinhaltigen Lebensmitteln. Es liefert darüber hinaus lebenswichtige Mineralstoffe wie Zink oder Eisen und auch Vitamin B12, das für die Zellteilung und Blutbildung sowie für die Funktion des Nervensystems so wichtig ist und kaum anders gewonnen werden kann. Ist die Proteinaufnahme über Nahrungsmittel nicht ausreichend, ist das Risiko groß, dass der Körper sich die benötigten Aminosäuren aus seinem größten Eiweißspeicher – dem Muskelgewebe – holt. Hierdurch kommt es zum Abbau von für die Energieverwertung wichtiger Körpermasse. Als Regel gilt: Der Mensch braucht täglich 0,8 Gramm Protein pro Kilo Körpermasse. Eine 70 Kilo schwere Person müsste also 56 Gramm reines Eiweiß pro Tag zu sich nehmen – das entspricht ungefähr 200 Gramm Putenbrust.

Um den Bedarf an reinem Eiweiß zu decken, müssen jedoch nicht immer Steak, Quark und Eier auf den Tisch kommen. Immer mehr Menschen ernähren sich vegetarisch, andere wollen komplett auf tierische Lebensmittel verzichten und leben vegan. Das ist kein Problem, denn die Pflanzenwelt bietet gute Eiweißquellen, die – querbeet kombiniert – den Körper ausreichend versorgen. Viele denken bei pflanzlichem Fleischersatz zuerst an Sojaprodukte. Doch auch andere Hülsenfrüchte wie Linsen, Kichererbsen, Kidneybohnen und grüne Erbsen enthalten reichlich Eiweiß. Müslis bekommen durch Nüsse und Samen einen extra Proteinkick. Ebenso tragen Pilze wie Champignons zur Eiweißversorgung bei. Wichtig ist jedoch auch hier: Die Mischung macht's. Einzelne pflanzliche Eiweißlieferanten können den Bedarf des Körpers an allen lebenswichtigen Aminosäuren allein nicht decken. Wer alle Quellen abwechslungsreich kombiniert, braucht sich um seine Versorgung wenig Gedanken zu machen.

Pflanzliche Eiweißbooster mit Eiweißgehalt pro 100 g

Kürbiskerne	35,5 g
Sonnenblumenkerne	26,1 g
Walnüsse	24,9 g
Süße Mandeln	24,8 g
Leinsamen	22,3 g
Haselnüsse	16,3 g
Erdnüsse	29,8 g
Erbsen	22,9 g
Kidneybohnen	22,1 g
Weiße Bohnen	21,2 g

Kichererbsen	19,8 g
Linsen	9,3 g
Grüne Bohnen	9,0 g
Champignons getrocknet	18,4 g
Steinpilze	5,4 g
Rosenkohl	4,5 g
Tomatenpüree	4,5 g
Grünkohl	4,3g

Fette – Energiequelle und mehr

Fette, sogenannte Lipide, sind als Energiequelle überlebenswichtig für den Menschen. Als komplizierte chemische Verbindungen stellen sie den Makronährstoff mit der höchsten Energiedichte dar. Aber nicht nur als Energieträger sind sie von Bedeutung. Nur mit Hilfe von Fetten kann der menschliche Körper beispielsweise die wichtigen fettlöslichen Vitamine A, D, E, K und Carotin verwerten. Fett ist in der Zellmembran eingebettet und am Stoffwechsel der Zelle beteiligt, es hat die wichtige Aufgabe, innere Organe zu stützen, vor Kälte zu schützen und für Notzeiten Energiereserven bereitzustellen. Sie sind unerlässlich für die Funktion der Nervenzellen, halten Haut und Haare elastisch und schützen 70 Billionen Zellen vor dem Austrocknen.

Ihre Grundbausteine sind Fettsäuren, das heißt kürzere oder längere Molekülketten aus unterschiedlichen Bausteinen, die in der Lage sind, Verbindungen mit anderen Stoffen einzugehen und wichtige Prozesse im Körper zu unterstützen. Manche verbinden sich mit Phosphor, um die Körperzellen zu stabilisieren.

Andere formen einen Stoff, der für die Muskulatur im Magen-Darm-Trakt sowie in der Harnblase von Bedeutung ist. Die Fettsäuren ermöglichen die Produktion lebenswichtiger Hormone, fördern die Durchblutung des Gewebes und sorgen für den Transport vieler Vitamine.

Besteht zwischen den chemischen Teilen einer einzelnen Molekülkette jeweils eine stabile Verbindung, spricht man von gesättigten bzw. stabilen Fettsäuren. Sie sind wenig reaktionsfreudig und deshalb schwer abbaubar.

Sind zwei Teilchen nur instabil verbunden, spricht man von einer einfach ungesättigten Fettsäure, bei mehreren solcher instabiler Verbindungen in einer Kette von mehrfach ungesättigten Fettsäuren.

Die gesättigten Fettsäuren kommen am häufigsten vor und stammen von tierischen Produkten. Sie sollten eher maßvoll konsumiert werden. Nicht verwertbare Fette werden als Fettspeicher angelegt und erhöhen außerdem den Cholesterinspiegel. Die einfach ungesättigten Fettsäuren, die in verschiedenen Pflanzenölen oder auch Nüssen vorkommen, sind leicht zu verdauen und für den Körper sehr wertvoll. Mehrfach ungesättigte Fettsäuren können vom Körper selbst nicht hergestellt, müssen also ausschließlich über die Nahrung aufgenommen werden. Diese auch essenziell genannten Fettsäuren wie Omega-3- und Omega-6-Fettsäuren, die zum Beispiel in Raps- und Olivenöl oder fettreichem Fisch vorkommen, übernehmen wichtige Funktionen im Stoffwechsel.

Zu den fettähnlichen Stoffen gehört auch das Cholesterin. Auch wenn es stark in Verruf geraten ist, bleibt Cholesterin eine für den Organismus wichtige Substanz. Sie kann vom Körper selbst hergestellt, aber auch nur über tierische Nahrungsmittel aufgenommen werden. In Pflanzen kommt dieser Stoff nicht vor. Cholesterin ist ein wichtiger Bestandteil der Zellmembranen und

Ausgangsstoff von Steroidhormonen und von Gallensäuren sowie bei der Bildung von Vitamin D beteiligt. Idealerweise sollte ein Gleichgewicht zwischen dem aufgenommenen beziehungsweise körperproduzierten Cholesterin und dem ausgeschiedenen und verarbeiteten Cholesterin bestehen. Gelingt dieser Ausgleich nicht, treten als Folge erhöhte Cholesterinkonzentrationen im Blutserum auf. Dieser erhöhte Cholesterinspiegel wird in Verbindung gebracht mit einem gesteigerten Risiko für vorzeitige Arteriosklerose als häufigstem Auslöser von Herzinfarkt. Da pflanzliche Fette (mit Ausnahme von Kokosfett) kein Cholesterin enthalten, dafür reich an ungesättigten Fettsäuren sind, sollten sie in der Ernährung immer bevorzugt werden, um so zu einem gesunden Ausgleich beizutragen.

Im Durchschnitt nehmen wir nur etwa 35 Prozent aller Kilokalorien über Fett auf – den größten Anteil der aufgenommen Kilokalorien bilden Kohlenhydrate. Und dennoch wird immer wieder empfohlen, weitgehend auf Fettkalorien zu verzichten. So hat sich der durchschnittliche Fettanteil in der Ernährung innerhalb von drei Jahrzehnten um fast ein Fünftel verringert – im gleichen Zeitraum verdoppelte sich die Zahl der Übergewichtigen.

Ein Grund dafür mag sein, dass Menschen, die bewusst tierisches Fett einsparen, oft entsprechend mehr Brot, Kartoffeln, Pasta und Müsli essen. Sie reichern ihre Mahlzeiten also mit sehr vielen Kohlenhydraten an. Die kann der Körper aber nur sehr begrenzt speichern, also baut er den Zucker auf komplexe Weise in Fett um, und davon kann er, wie an übergewichtigen Menschen zu sehen ist, große Mengen speichern. Überschüssige Energie in Form von Fett wird in Fettzellen des Bindegewebes gespeichert. Gleiches gilt auch für ein Zuviel an Kohlenhydraten. Die überschüssige Glukose wird in der Leber in Fett umgewandelt und im Leber- und Bindegewebe gespeichert.

Entscheidend bei Fetten ist also, welche Art und wie viel davon verzehrt wird. Bevorzugen Sie als Fettquelle Produkte mit einem hohen Anteil an mehrfach ungesättigten Fettsäuren, also See-fische wie Makrele, Hering oder Lachs, sowie pflanzliche Öle wie Raps- oder Walnussöl. Sie schützen vor Herz-Kreislauf-Erkran-kungen. Und achten Sie bei Wurst- und Käsesorten sowie bei Milchprodukten auf fettarme Varianten. Verwenden Sie Streich- und Kochfett sparsam.

Unser Energieverbrauch – die innere Verbrennung

Schleicht sich aus welchen Gründen auch immer eine unausge-wogene Zusammenstellung der Ernährung ein, werden einzelne oder mehrere Nahrungsbestandteile in übermäßiger Weise zuge-führt, andere dafür zu wenig oder gar nicht, ist über kurz oder lang mit einer Störung unseres Energiehaushaltes zu rechnen. Denn Sie wissen ja: Unser Körper verbrennt die Nahrungsbestand-teile zu Energie. Kommen die Stoffwechselprozesse aus Grün-den einer unausgewogenen Nahrungszusammenstellung und von belastenden Emotionen aus dem Gleichgewicht, geraten unsere Gesundheit und unser Wohlbefinden auf die «schiefe Bahn». Wel-che Art von Beschwerden dann konkret eintreten, hängt davon ab, welcher Überfluss oder welcher Mangel mit dem Ernährungs-verhalten erzeugt wird. Das heißt: Wir selbst bestimmen mit unserem Verhalten und unserer Entscheidung über unser Wohl-befinden – direkt und indirekt.

Die positive Nachricht ist, dass wir im Falle einer Erkrankung durch falsche Ernährung logischerweise auch wieder umsteuern und versuchen können, das verlorene Gleichgewicht wiederherzustellen. Wir haben es also in der Hand, unser Essverhalten zu ändern. Die schwierige Seite daran ist, dass wir Verantwortung übernehmen müssen. Verantwortung für unsere falsche Ernährung und Verantwortung dafür, sie im Sinne unserer Gesundheit wieder zu ändern. Dies gelingt, wie wir gesehen haben, nur dann, wenn wir bereit und in der Lage sind, auch die dazugehörigen belastenden Emotionen, den äußeren und inneren Druck als (Mit-)auslöser unseres Verhaltens, abzubauen. Dazu habe ich Ihnen im vorangegangenen dritten Teil die Übungen zur Beruhigung Ihrer Psyche und Ihres Körpers vorgestellt.

Der Energieverbrauch, die «innere Verbrennung», lässt sich gut mit einem Kamin vergleichen: Trockenes Holz verbrennt besonders gut und schnell, und es entsteht ein wunderbar loderndes Feuer. Das bedeutet in der Übertragung: Bei der richtigen Zusammensetzung unserer Nahrung aus Eiweiß, Fett und Kohlenhydraten wird die Verbrennung in unserem Körper wie dieses wunderbar lodernde Feuer entfacht.

Werden mit der Nahrung allerdings zu viel Fette oder Kohlenhydrate oder zu wenig Eiweiß angeboten, stimmt das Verhältnis der Nährstoffe zueinander nicht mehr, und es entsteht in unserem Körper eine Verbrennung vergleichbar der von feuchtem Holz: ein träge brennendes Feuer, das zwischendurch sogar mal ausgeht. Von echter Energie also keine Spur. Die schlechte Verbrennung lässt in unserem Körper sehr viele grobe Rückstände zurück, sogenannte Stoffwechselschlacken, und gefährdet damit unsere Gesundheit. So gelingt es uns nicht, abzunehmen.

Denken Sie bitte bei der Zubereitung Ihres Essens an diesen Effekt. Jede Abweichung bedeutet, dass Sie einen «nassen Schwamm» in Ihren zuvor gereinigten Kamin oder Ofen werfen und Ihr Körper nicht mehr in der Lage ist, Fett zu verbrennen. Damit wird Ihr Hungergefühl nicht vergehen, und es kann keine zusätzliche Energie für Ihr Wohlbefinden freigesetzt werden.

Deshalb sollten Sie die folgenden Regeln als unverzichtbare Begleiter auf dem Weg zu Ihrem Wunschgewicht akzeptieren:

- Machen Sie sich mit dem Ernährungskonzept Regus lipo und den Nahrungsmittellisten vertraut.
- Essen Sie nur die dort angegebenen Fleisch-, Fisch-, Gemüse- und Fruchtsorten.
- Verwenden Sie nur frische oder nicht bearbeitete, gefrorene Lebensmittel.
- Jede Art von gesättigten Fetten (raffinierte, geruchlose Öle und Fette, Frittieröl, gehärtete Back- und Bratfette, Butter, Margarine usw.) sollten Sie während der Reduktionsphase strikt meiden.
- Ebenso sind jede Art von Vollkornbrot und auch andere weizenhaltige Produkte zu vermeiden.
- Beim Würzen sollten Sie keine Fertigmischungen, Würzsaucen usw. verwenden und vor allem sparsam mit Salz umgehen. Erlaubt sind: Paprika, Curry, Zwiebeln, Pfeffer, Knoblauch sowie alle frischen und getrockneten Kräuter.
- Körperliche Belastungen wie Sport und Gymnastik sind genauso möglich wie vorher.

DAS REGUS-LIPO-ERNÄHRUNGSKONZEPT

Ob Sie nun aus gesundheitlichen oder aus ästhetischen Gründen motiviert sind – Übergewicht zu reduzieren ist nur dann sinnvoll, wenn es auf gesunde Weise geschieht und das Ergebnis gehalten werden kann. Sie haben im dritten Teil dieses Buches erfahren, wie Sie Ihre emotionale Last lösen und damit Ihr Wohlbefinden

fördern können. Im Folgenden erfahren Sie, wie ein naturheil-
kundlicher Ernährungsplan und eine homöopathische Stoff-
wechselanregung Ihnen den Einstieg in die Gewichtsreduktion
und in eine gesunde Lebensweise erleichtern.

Mein Ernährungskonzept Regus lipo ist für junge und ältere
Menschen, für Frauen und Männer geeignet und als Programm
leicht umsetzbar. Der zugrunde liegende Ernährungsplan soll
einen Entgiftungs-, Entschlackungs- und Entwässerungsprozess
initiieren, der hilft, gesund abzunehmen. Dabei werden vor allem
die wiederkehrenden Zuckerüberlastungen unterbrochen und
auf diese Weise eine Basis geschaffen, auf der sich der erstarrte
Stoffwechsel regenerieren kann. Ich habe Regus lipo nicht als
konventionelle Diät konzipiert, sondern als eine umfassende
Ernährungsumstellung, die begleitet sein sollte von einer Verhaltensänderung. Beides, die Veränderung der Ernährung und die
Veränderung des Verhaltens, vermag über die Stoffwechsel-
optimierung das Gewicht zu regulieren.

Die Reduktionsphase

Der Ernährungsplan besteht aus zwei Phasen: der Reduktionsphase und der anschließenden Erhaltungsphase. In der Reduktionsphase findet, wie der Name schon sagt, die eigentliche kon-
trollierte Gewichtsreduktion nach einem Essensplan und einer
Nahrungsmittelliste statt. Beides sollte möglichst streng einge-
halten werden. Die Dauer der Reduktionsphase richtet sich danach, welches Wunschgewicht Sie erreichen möchten und wie
konsequent Sie sich an die Vorgaben halten. Die daran anschlie-

ßende vierwöchige Erhaltungsphase beginnt, wenn Sie Ihr gewünschtes Gewicht und Ihre Leistungsstärke durch die Reduktionsphase erlangt haben.

Während der Reduktionsphase empfehle ich die Einnahme eines Vitamin-Mineralstoff-Präparats. Die vorübergehende Monotonie der Ernährung ist ein wichtiger Heilfaktor und hilft dem Körper, sich zu regenerieren. Ein täglich eingenommenes Vitamin-Mineralstoff-Präparat schützt in jedem Fall vor einem eventuell auftretenden Nährstoffmangel und wird sich mit Sicherheit positiv auf Ihr Wohlbefinden auswirken. Meinen Klienten empfehle ich INUS-Präparate, die je nach Erkrankung ausgewählt werden (siehe dazu unten «Vitalstoffe»). Sie stehen für indikationsbezogene Vitalstoffpräparate in hochwirksamer Zusammensetzung und sind entwickelt von Ärzten aus der klinischen Anwendung nach den neuesten wissenschaftlichen Erkenntnissen. Alle Präparate sind frei von Zusatzstoffen, chemischen Stabilisatoren, Zucker, Farbstoffen und sind speziell für Umweltpatienten und Allergiker geeignet.

In der Reduktionsphase sind Teig- und Backwaren, zucker- und stärkereiche Nahrungsmittel, Soja- und Milchprodukte sowie kohlensäurehaltige Getränke und Softdrinks weitgehend vom Speiseplan gestrichen, um den Körper zu entschlacken und den pH-Wert des Körpers in einen basischen Bereich zu bringen. Rotes Fleisch, Fisch, Obst und Gemüse machen deshalb einen großen Teil des Speiseplans aus. Bei der Verstoffwechselung der säurebildenden Nahrungsmittel entstehen große Mengen an Phosphorsäuren, die unseren Körper stark übersäuern. Ähnlich wirken im Übrigen auch die Stresshormone Adrenalin und Kortisol, die produziert werden bei übertriebenem Leistungsanspruch, Perfektionswahn, sportlicher Überaktivität und ganz besonders bei emotionalem Stress wie Existenzängsten, Sorgen oder Ärger.

Frühstücken wie ein Kaiser, Mittagessen wie ein König und Abendessen wie ein Bettler – so predigt es der Volksmund schon seit ewig und drei Tagen. Auch viele Ernährungsratgeber verkünden vehement, dass das Frühstück die wichtigste Mahlzeit des Tages sei. Doch während die einen ohne ihr Müsli oder Brot den Tag über kaum zu ertragen sind, kommen andere völlig problemlos komplett ohne Frühstück klar. Eine aktuelle Umfrage der DAK-Gesundheit ergab, dass 13 Prozent der Deutschen werktags gar nicht frühstücken. Die Gründe sind vielfältig: von Appetitlosigkeit (58 Prozent) und Zeitmangel (41 Prozent) bis hin zum Kaloriensparen (7 Prozent). Hier gilt die Regel: Wer nicht will, der muss auch nicht.

Wann wir frühstücken, was und wie viel wir brauchen, hängt in erster Linie davon ab, was für ein Schlaftyp wir sind: ob wir zu den Eulen, also den Spätaufstehern, gehören, oder zu den Lerchen, den Frühaufstehern. Das bestimmt unseren Biorhythmus, und der lässt sich nur schlecht austricksen. Weil Lerchen abends früher ins Bett gehen, essen sie häufig auch früher Abendbrot. Ihre Energiereserven sind aus diesem Grund am Morgen schon aufgebraucht, während die Eulen, die später ins Bett gehen, auch meistens später essen. Da sich bei ihnen der gesamte Mahlzeitenrhythmus nach hinten verschiebt, haben sie morgens oft noch keinen Hunger.

Ein Frühstück ohne Brot ist für viele unvorstellbar. Sie müssen auch gar nicht ganz darauf verzichten. Zwieback oder das leckere WASA-Knäckebrot, gluten- und laktosefrei, weist pro Scheibe nur 8,6 Gramm Kohlenhydrate auf. Vermeiden Sie aber unbedingt Brote aus oder mit Weizenmehl. Es gibt inzwischen auch glutenfreie Brotsorten, die gleichzeitig arm an Kohlenhydraten, aber reich an Eiweiß sind.

Frühstücksportion

- Für die Säure-Basen-Balance: 1 EL Apfelessig in einem halben Glas Wasser auf nüchternen Magen trinken.
- Für die Entwässerung: Morgens 1 l Brennnesseltee kochen und bis mittags trinken.
- Kaffee, Tee ohne Milch und Zucker, Süßstoff ist erlaubt.
- Je nach Körpergewicht (denken Sie an die Regel: 1 Gramm Kohlenhydrate pro 1 Kilogramm Körpergewicht!) eine bis drei Scheiben Knäckebrot oder Zwieback ohne Aufstrich und Belag.

Tagesportion, verteilt auf Mittag- und Abendessen

Lange Zeit wurde empfohlen, viele kleine Mahlzeiten über den Tag verteilt zu sich zu nehmen. Die Idee dahinter war, dass so der Heißhunger ausbleibe. Doch jedes Mal, wenn wir etwas essen, steigt der Insulinspiegel an. In der Praxis und anhand von Studien zeigt sich heute, dass Sie mit drei Mahlzeiten (7 Uhr | 12:30 Uhr | 18 Uhr) die besten Voraussetzungen schaffen, Gewicht zu reduzieren.

Auch wenn man sehr mollig ist, braucht der Körper natürlich Nahrung. Nicht zuletzt, weil viele Nährstoffe als «Zünder» für die Fettverbrennung und die Gewichtsreduktion dienen. Mit drei Mahlzeiten am Tag mit möglichst vier bis sechs Stunden Zeit dazwischen kann der Körper seinen Stoffwechsel optimal regulieren und so auch den Fettstoffwechsel besser bewältigen.

Um nicht Gefahr zu laufen, mit den drei Mahlzeiten zu viele Kalorien aufzunehmen, sollten Sie die Portionen, verteilt auf Mittagessen und Abendessen, in der Reduktionsphase begrenzen. Die angegebenen Mengen sind durchschnittliche Richtwerte, die Sie bitte entsprechend Ihrem Geschlecht, Ihrer Körpergröße und der Art Ihrer Arbeit individuell anpassen. Wichtig ist, dass Sie mit der Zeit ein Gefühl für Ihre persönliche Menge bekommen und sich nicht an der Füllung der Teller orientieren.

Mengen Mittagessen und Abendbrot gesamt
- 300 g Fleisch oder Fisch verteilt über den Tag
- 300 g Gemüse oder Salat verteilt über den Tag
- 300 g Obst verteilt bis zum Nachmittag

Snacks zwischendurch, wie zum Beispiel Kekse (50 bis 100 kcal pro Stück), Chips (100 g/550 kcal), Schokolade (100 g/540 kcal) oder Fruchtsäfte (200 ml/120 kcal), aber auch ein Apfel (60 kcal) oder eine Banane (120 kcal) sind tabu! Die Mahlzeiten sollten Sie fettfrei zubereiten (Teflonpfanne, Römertopf, Alu- oder Bratfolie). Möglichst viel über den Tag verteilt trinken, aber natürlich kalorienfrei.

Mittagessen
Unter einem typischen Mittagessen stellen sich viele ein schönes Stück Fleisch oder Fisch vor, dazu noch eine Portion Nudeln, Reis oder Kartoffeln mit Sauce und ein wenig Gemüse sowie einen Teller Salat. Richtig zubereitet sind Fleisch, Fisch, Gemüse und Salat tatsächlich sehr gesunde Lebensmittel. Die Kombination sättigt besonders gut, führt Energie zu, ohne dass es zu einem starken und schnellen Blutzuckeranstieg kommt.

Zum Beispiel liefern 100 g Petersilienwurzeln (5,3 g) nur knapp ein Drittel der Kohlenhydrate, die 100 g Kartoffeln (14 g) enthalten.

Vorschläge fürs Mittagessen: Gemüsepfanne, Pastinaken-Puffer, Wirsing mit Räucherlachs, Lachssteak mit Brokkoli, Rumpsteak mit Feldsalat, Rinderfiletsteak mit Rotkohlsalat.

(Rezeptbuchempfehlung: Franca Mangiameli: *LOGI durch den Tag*, Lünen 2014)

Abendessen

Dem Abendessen kommt unter allen Mahlzeiten des Tages eine besondere Bedeutung zu: Zum einen ist die Zeitspanne bis zum nächsten Essen am längsten, zum anderen haben Sie keine Möglichkeit, ein Zuviel an Kohlenhydraten mit körperlicher Bewegung wieder auszugleichen. Wenn Sie die letzte Mahlzeit zwischen 18 und 19 Uhr wählen und keine Lebensmittel mit hohem Kohlenhydratanteil wählen, haben Sie den größten Effekt auf den Stoffwechsel und Ihre Gewichtsreduktion: Sie vermeiden die Ausschüttung von Insulin und können so die Fettverbrennung über Nacht maximal ausnützen. In Kombination mit dem in der Schlafphase ausgeschütteten Hormon Melatonin ermöglichen Sie es Ihrem Körper, wirklich zu entspannen. Wenn Sie Rohkost und Salat am Abend nicht gut vertragen, nehmen Sie besser eine Suppe oder gedünstetes Gemüse zu sich. Auch Fisch oder mageres Fleisch sind ideal, um den nächtlichen Fettverbrennungsstoffwechsel anzukurbeln.

Vorschläge fürs Abendessen: Frischkostsalat mit Nüssen, Feldsalat mit Ziegenkäse, Eisbergsalat mit Krabben, Tomatensalat mit Büffelmozzarella, Scharfe Garnelen-Bohnen-Pfanne, Matjessalat, Bergischer Wurstsalat.

(Rezeptbuchempfehlung: Franca Mangiameli: *LOGI durch den Tag*, Lünen 2014)

Lebensmittelliste für die Reduktionsphase

Mit der ausschließlichen Verwendung der im Folgenden aufgelisteten Nahrungsmittel umgehen Sie von vornherein Kohlenhydrat-Schwergewichte und können sich Ihren individuellen Speiseplan zusammenstellen. Nahrungsmittel, die Sie nicht in den Listen finden, sollten Sie in der Reduktionsphase generell meiden.

Fleisch & Geflügel

Die Diskussion um den Verzehr von Fleisch wird hitzig geführt. Argumente gegen den Fleischverzehr, wie Tierrechte, Umwelt- und Medikamentenbelastung sowie Subventionierung von Tierprodukten, sollten uns nicht darüber hinwegtäuschen, dass Fleisch eine hohe Mikronährstoffdichte besitzt. Es liefert lebenswichtige Mineralstoffe wie Zink oder Eisen und trägt entgegen der gängigen Vorstellung zur Vitaminversorgung bei. Vitamin B12 lässt sich ohne tierische Quellen überhaupt nicht gewinnen. Vitamin B12 ist ein Ko-Faktor von vielen Enzymen und wird ausschließlich von Mikroorganismen hergestellt, die entweder im Verdauungstrakt oder auf der Oberfläche von Nahrung vorkommen. Allesfresser wie der Mensch decken ihren Vitamin-B12-Bedarf durch Fleisch und Innereien. Vitamin B12 ist wichtig für die Zellteilung und Blutbildung sowie die Funktion des Nervensystems.

Zudem ist Fleisch ein guter Eiweißlieferant. Der Mensch braucht täglich 0,8 Gramm Protein pro Kilo Körpermasse. Bei mangelndem Fleischverzehr oder beim Verzehr von Fleisch minderer Qualität drohen Knochen- und Gelenkerkrankungen!

Erlaubt ist: mageres Fleisch (Brust, Filet, Gulasch, Hackfleisch) vom Rind, Kalb, Reh, Hirsch, Hase, Wildschein, Lamm; Roast-beef, Rostbraten, Tatar, Corned Beef; Brust, Keule oder Suppe von Huhn, Pute, Rebhuhn, Fasan, Truthahn.

Schweinefleisch ist während der Reduktionsphase in keiner Form erlaubt, Gleiches gilt für Ente und Gans wegen des hohen Fettgehalts.

Schweinefleisch ist für den Menschen giftig. Dies gilt nicht nur für das beliebte Schnitzel, sondern für alle Produkte aus Schweinefleisch wie Wurst, Schmalz, Speck und die Spuren in Gelatine und in Cremes. Schweinefleisch hat generell einen sehr hohen Fettanteil, selbst die mageren Stücke weisen einen extrem hohen Cholesteringehalt auf, ist reich an Wachstumshormonen, hat die höchste Histaminkonzentration, um nur einige der problematischen Punkte zu nennen.

Fisch & Meeresfrüchte
Es ist kein Geheimnis, dass die mediterrane Ernährung nicht nur viel Genuss verspricht, sondern auch ausgesprochen gesund ist und die Fettverbrennung fördert. Fisch enthält bis zu 20 Prozent hochwertiges Eiweiß. Dieses ist leicht verdaulich und zeichnet sich durch eine besonders ausgewogene Zusammensetzung der Aminosäuren aus. Das hochwertige Eiweiß kann also leicht in Körpereiweiß umgebaut werden. Fischfett ist sehr gut verträglich und enthält viele essenzielle Omega-3- und Omega-6-Fettsäuren. Diese können vom Körper nicht selbst hergestellt werden, sind aber lebensnotwendig. Eine Fischmahlzeit deckt fast den ganzen Tagesbedarf an Vitaminen der B-Gruppe. Fettreiche Fische enthalten außerdem die fettlöslichen Vitamine A und D. Das vor allem in Fisch enthaltene Vitamin B12 beeinflusst die Bildung der

roten Blutkörperchen und ist am Aufbau anderer Körperzellen beteiligt.

Erlaubt ist: Schwertfisch, Dorade, Rotbarsch, Heilbutt (weiß), Kabeljau, Dorsch, Limandes, Schellfisch, Scholle, Seelachs, Seezunge, Thunfisch (Thunfisch im eigenen Wasser aus der Dose), Tintenfisch, Krabben, Scampi, Jakobsmuschel, Austern, Garnelen, Krebsfleisch, Languste.
Lachs und Forelle sind in der Reduktionsphase nicht erlaubt!

Gemüse & Pilze

Durchschnittlich essen wir 80 Kilo Gemüse pro Jahr. Das hört sich zwar viel an, ist jedoch nur die Hälfte der Menge, die die Menschen jährlich zu sich nehmen, die seltener an koronaren Herz-Kreislauf-Erkrankungen und Krebs leiden. Gemüse enthält, was wir brauchen: Die Pflanzenfasern machen durch die Ballaststoffe satt, bringen die Verdauung in Schwung und schleppen Giftstoffe mit nach draußen. Die ätherischen Öle kurbeln den Stoffwechsel an und stärken die Abwehrkräfte. Das Blattgrün hilft Körperzellen zu reparieren, entgiftet den Körper, senkt den Blutdruck, unterstützt die Blutbildung, peppt die Abwehrkräfte auf und beugt Krebs vor. Sekundäre Pflanzeninhaltsstoffe wie Flavonoide schützen die Pflanzen vor Schädlingen. Der Mensch profitiert von den pflanzlichen Schutz- und Heilstoffen, die Bakterien töten, vor Krebs schützen, Entzündungen hemmen, die Zellen gegen freie Radikale wappnen und die Abwehrkräfte stärken. Und das Wichtigste? Gemüse hat kaum Kalorien, liefert aber alle Vitamine und Mineralstoffe, die Sie brauchen – natürlich auch die für die Fettverbrennung.

Erlaubt ist: Aubergine, Bambussprossen, Bleichsellerie, Blumenkohl, Bohnen, Brokkoli, Brunnenkresse, Chicorée, Chinakohl, Endivien, Feldsalat, Fenchel, Gurken, Knoblauch, Kohlrabi, Kopfsalat, Kürbis, Lauch, Möhren, Oliven, Paprika, Pastinake, Petersilie, Petersilienwurzel, Porree, Radieschen, Rettich, Rotkohl, Sauerkraut, Schnittlauch, Spargel, Spinat, Tomaten, Weißkohl, Wirsing, Zucchini, Zwiebel, Champignons, Pfifferlinge, Steinpilz, Trüffel.

Obst

Obst liefert jede Menge Vital- und Ballaststoffe und hat selbst kaum Kalorien. Ein Grund, sich daran satt zu essen – allerdings sollten Sie die ganz süßen Früchtchen nur in Maßen genießen. Ananas, Bananen und Weintrauben sind in der Reduktionsphase nicht erlaubt! Und achten Sie darauf, dass Sie Obst nur tagsüber essen, keinesfalls mehr nach dem Abendessen.

Erlaubt ist: Apfel (säuerliche Sorten), Brombeeren, Erdbeeren, Grapefruit, Heidelbeeren, Himbeeren, rote Johannisbeeren, Kiwi, Orange, Pfirsich, Stachelbeeren, Wassermelone, Zitrone.

Eier, Milchprodukte und Käse

Eier, Milchprodukte und Käse sind wichtige Protein- und Kalziumspender. Lange galt das Ei als gefährliche Cholesterinbombe. Das Ei enthält zwar viel Cholesterin, aber der Anteil an der körpereigenen Cholesterinherstellung beträgt nur zehn Prozent. Eier machen satt und liefern dem Körper wichtige Aminosäuren. Wer morgens zum Frühstück ein Ei isst, isst den Tag über weniger. Am Abend zum Salat ein Ei kurbelt die Fettverbrennung an.

Kuhmilch ist einfach nicht für den Menschen gedacht, sondern für die Aufzucht des Kalbes. Sie enthält sehr viele Wachstumshormone, da das Kalb in 45 Tagen das Geburtsgewicht verdoppelt. Für uns Menschen sind diese Hormonmengen aber immer schädlich, und damit auch das häufigste Nahrungsmittelallergen. Zur Verstoffwechselung der Kuhmilch benötigt man das Enzym Laktase. Viele Menschen haben aber zu wenig Laktase. Asiaten, Indianer und Afrikaner haben diesen Mangel ihr ganzes Leben lang. Bei uns Mitteleuropäern ist im Kindesalter meistens noch ausreichend Laktase vorhanden, sie nimmt aber mit zunehmendem Alter ab. Deshalb ist es nur eine Frage der Veranlagung und des Alters, ab wann die Kuhmilch nicht mehr richtig verstoffwechselt wird. Während einer Schwangerschaft oder im höheren Alter wirkt Kuhmilch aus den genannten Gründen besonders schädlich.

Frischkäse darf in Deutschland nur aus pasteurisierter Milch hergestellt werden, nicht aus Rohmilch. Somit werden Joghurt, Hüttenkäse, abgepackter Feta, Büffelmozzarella, Frischkäse oder Quarkprodukte im Handel nur aus erhitzter Milch verkauft und sind für unsere Reduktionsphase unbedenklich.

Erlaubt ist: Hühnerei, pasteurisierte Milch, Quark, saure Sahne, ungezuckerte Schlagsahne, Schmand, Frischkäse, Hüttenkäse, Joghurt, Feta, Büffelmozzarella.

Nüsse

Nüsse sind bekannt als fettes Lebensmittel, doch gerade sie können uns auch besonders gut helfen. Denn Fett macht ja nicht automatisch fett. Fett ist einer der vielseitigsten Bestandteile unserer Nahrung.

Erlaubt sind: unbehandelte Nüsse wie Walnüsse, Mandeln, Pistazien, Pekannüsse und Macadamia.

In der Reduktionsphase nicht erlaubt sind Erdnüsse und Cashewkerne.

Saucen und Garnierungen

Fast kein Gericht kommt ohne Sauce, Dressing oder Marinade aus. Ob süß, herb oder süß-sauer – Saucen verfeinern viele Gerichte. Umgehen Sie jedoch Kalorienfallen wie Sauce Hollandaise oder Bechamelsauce. Sie basieren auf Butter, Eigelb oder Käse und sind in der Reduktionsphase nicht erlaubt. Salate sollten ohne Öl zubereitet werden, stattdessen nach Bedarf Wasser verwenden. Gurkensalat und Tomatensalat sind ohne Zusatz von Öl genauso schmackhaft. Je nach Art des Salats können Essig oder Zitrone, Salz, Pfeffer, frische Kräuter, Zwiebeln und eventuell eine Messerspitze Senf zugegeben werden.

Erlaubt ist: Obstessig, Weinessig, Branntweinessig, fettfreie Gemüsebrühe. Balsamico-Essig mit seinem hohen Zuckergehalt ist in der Reduktionsphase nicht erlaubt!

Getränke

Schwarzer Tee und Kaffee in Maßen (bis zu sechs Tassen am Tag) sind erlaubt. Zur Entwässerung sollten Sie täglich einen Liter Brennnesseltee trinken. Dafür übergießen Sie vier Beutel oder vier Esslöffel Brennnesselblätter pro Kanne mit heißem Wasser und lassen sie zehn Minuten ziehen. Denken Sie daran, dass Sie während der Reduktionsphase keinen Tropfen Alkohol zu sich nehmen dürfen! Insgesamt sollten Sie ca. drei Liter Flüssigkeit täglich zu sich nehmen.

Erlaubt ist: schwarzer und grüner Tee, Filterkaffee, Espresso, Café Crema, Leitungswasser, Mineralwasser, Zitronensaft.

Süßungsmittel

Das Süßkraut Stevia ist in den vergangenen Jahren immer beliebter geworden. Die Vorteile: Stevia beeinflusst den Insulinstoffwechsel nicht und hat keine Kalorien. Ungefähr zehn Milligramm Steviolglykosid pro Kilogramm Körpergewicht gelten als unbedenklich.

Erlaubt ist: Süßstoff, zum Beispiel Stevia

Brot

«In Deutschland, Europa und der ganzen Welt hat Getreide, besonders Weizen, eine Spur der Verwüstung hinterlassen. Es ist längst überfällig, dass wir diese erschütternde Situation zur Kenntnis nehmen und wieder gesund werden», resümiert William Davis, ein amerikanischer Präventionsmediziner und Kardiologe. Brot und andere getreidehaltige Produkte seien nicht nur ungesund, sie gehörten zu den schädlichsten Nahrungsmitteln überhaupt. Angeregt zu seinen Nachforschungen wurde William Davis durch die Tatsache, dass die Menschen trotz gesunder Ernährung und vermehrtem Sport von Jahr zu Jahr dicker werden. Auch andere bekannte Wissenschaftler bestätigen: Der Stoffwechsel des Menschen ist genetisch noch immer an die Steinzeiternährung angepasst. Erst seit ca. 300 Generationen ernährt er sich radikal anders. Heute stehen weniger Fleisch und Fett, dafür viel Getreide, Reis, Kartoffeln und Milchprodukte auf dem Speiseplan. Eine viel zu kurze Zeit für den Stoffwechsel, um sich genetisch anzupassen.

Von allen Getreidesorten ist der heutige Weizen am stärksten gegenüber seiner Urform verändert. Es entstanden neue Kreuzungen und Zuchtformen, die Getreide gegen Umwelteinflüsse resistent machen sollten. Leider wurde bei der Euphorie über die Neuzüchtungen vergessen, dass die neuen Sorten mit verändertem Glutengehalt und veränderter Glutenstruktur für den Menschen unverträglich sind. Zöliakie ist eine chronische Erkrankung der Dünndarmschleimhaut aufgrund einer Überempfindlichkeit gegen Bestandteile von Gluten, dem in vielen Getreidesorten vorkommenden Kleber-Eiweiß. Gluten ist für die ausgezeichnete Backeigenschaft verantwortlich. Getreide besteht zwar nur zu 10 bis 15 Prozent aus Protein, aber 80 Prozent davon sind Gluten. Durch eine glutenhaltige Ernährung, mit Vollkornbrot, Spaghetti, Cerealien und anderen getreidehaltigen Produkten, entsteht eine Entzündung der Dünndarmschleimhaut mit oft ausgedehnter Zerstörung der Darmepithelzellen. Dadurch können Nährstoffe nur schlecht aufgenommen werden und verbleiben unverdaut im Darm. Man fühlt sich müde, matt, antriebslos und leistungsschwach.

Getreideproteine sind in einen appetitanregenden Wirkstoff verwandelt und lassen das entzündungsfördernde, tiefe Eingeweidefett, das William Davis als die «Weizenwampe» bezeichnet, wachsen. Die Getreideproteine stehen in Verdacht, entzündliche Reaktionen in Verdauungstrakt, Leber, Haut, Herz, Schilddrüse, Gehirn und Gelenken auszulösen. Das Bauch- oder Viszeralfett setzt Insulin frei und führt zu noch mehr Fetteinlagerung und Diabetes mellitus Typ 2.

(Quelle: Williams Davis: Weizen-Wampe. Warum Weizen dick und krank macht. Goldmann Verlag 2013)

Brot in welcher Form auch immer ist während der Reduktionsphase nicht erlaubt! Allenfalls gluten- und laktosefreies Knäckebrot von WASA oder Zwieback.

Wichtig: Alles, was Sie auf den Nahrungsmittellisten nicht namentlich erwähnt finden, zum Beispiel Kartoffeln, Reis und Mais, ist in der Reduktionsphase auch nicht erlaubt!

Hinweise für Vegetarier

Für Vegetarier gelten grundsätzlich dieselben Regeln im Hinblick auf den Ernährungsplan wie für Fleischesser. Sie ersetzen eben nur – wie sonst auch – die angegebenen Fleischmengen durch andere Produkte. Was vielleicht vielen nicht wirklich klar ist: Genau wie herkömmliche Fertigprodukte weisen auch vegetarische Fertigprodukte den großen Nachteil auf, dass sie zu viel Salz enthalten, zu viele gesättigte Fettsäuren und Zusatzstoffe. Auch für Vegetarier, die abnehmen wollen, gilt also uneingeschränkt: Finger weg von vorverarbeitetem Angebot.

Es ist lange bekannt, dass Vegetarier eine durchschnittlich höhere Lebenserwartung haben und seltener an bestimmten chronischen Krankheiten leiden als ihre fleischverzehrenden Mitmenschen. Das liegt sicherlich auch daran, dass die meisten Vegetarier generell gesünder leben als der Durchschnittsmensch. Sie trinken zum Beispiel wenig oder keinen Alkohol und treiben viel Sport. Die höhere Lebenserwartung ist nach heutigem Kenntnisstand also nicht nur durch die Ernährung, sondern auch durch diese Begleitfaktoren bedingt.

Die Pflanzenkost weist unbestritten viele gesundheitliche Vorzüge auf, aber es zeigen sich auch Nachteile. Bei vegetarischer Kost droht ein Vitamin-B12-Mangel, weil dieses Vitamin nur in Fleisch vorkommt. Da dieser Mangel zu Blutarmut und Nervenschäden führen kann, sollten Kleinkinder und Heranwachsende nicht ausschließlich vegetarisch ernährt werden, auch stillende Frauen sollten von reiner Pflanzenkost Abstand nehmen. Da die Leber Vitamin B12 speichert, können Erwachsene aber durchaus über mehrere Jahre ohne diese Zufuhr auskommen. Von dieser Mangelerscheinung abgesehen, kann der Körper tatsächlich alles, was er benötigt, aus rein pflanzlicher Ernährung gewinnen.

Eiweiß als der elementare Baustein und Energielieferant, der in beachtlichen Mengen vor allem in Fleisch, aber natürlich ebenfalls in allen Milchprodukten und in Eiern enthalten ist, – steckt auch in Hüttenkäse, rohen Nüssen, Hülsenfrüchten und Bio-Leinöl.

Als Vegetarier ersetzen Sie Fleisch oder Fisch durch Bio-Eier, Frisch-
und Hüttenkäse, unbehandelte Nüsse und zusätzliche Hülsenfrüchte.

Erlauben Sie mir noch ein Wort zu Soja: Immer wieder können wir lesen, dass eine sojareiche Ernährung einer gesunden Lebensführung dient. Als Beleg wird hingewiesen auf asiatische Ernährungsgewohnheiten mit ihrem hohen Anteil an Soja-Produkten und der niedrigen Brustkrebsrate zum Beispiel bei japanischen Frauen. Dem regelmäßigen Verzehr von Sojaprodukten wird eine vorbeugende Schutzfunktion vor Brust-, Darm-, Prostata- und Blasenkrebs zugeschrieben. Doch dass die niedrige Brustkrebsrate auch auf anderen Faktoren beruhen könnte, zum Beispiel auf dem häufig geringeren Körpergewicht und dem geringeren Konsum von Alkohol und Nikotin der japanischen Frauen, wird nicht erwähnt. Die krebsschützende Wirkung von Soja ist keineswegs bewiesen.

Im Gegenteil: Die Sojabohne ist reich an sogenannten Phytoöstrogenen – pflanzlichen Verbindungen mit hormonähnlicher Wirkung. Deren Hauptvertreter, die Isoflavone, sind das Objekt zahlreicher aktueller Forschungsarbeiten. Generell können pflanzliche Phytoöstrogene das Östrogen-Progesteron-Gleichgewicht beim Menschen empfindlich stören – nicht nur bei der Frau, auch bei Männern. Bei ihnen führt die Aufnahme übermäßiger Östrogen-Verbindungen nicht nur zum Aufbau des inneren Bauchfetts, dem Viszeralfett, sondern auch zur Gynäkomastie, dem sogenannten Männerbusen. Bei intensivem Verzehr von Sojaprodukten besteht die Möglichkeit, dass das hormonaktive Viszeralfett zusätzlich angekurbelt wird.

Für die Ernährung mit Sojaprodukten gibt es mittlerweile also einige Einschränkungen. Säuglinge sollten keine Sojamilch erhalten, weil die hormonelle Wirkung in Geschlechtsorganen, Leber oder Gehirn zu schweren Schäden führen kann. Frauen in den Wechseljahren, die an Brust- oder Gebärmutterkrebs erkrankt sind, sollten sich nicht über längere Zeit sojareich ernähren. In Tierversuchen wurde nachgewiesen, dass isolierte Sojahormone Krebszellen schneller wachsen lassen. Soja gehört zu den acht stärksten Nahrungsmittel-Allergenen. Und wie jedes Getreide enthält auch Soja Lektine, die unsere Darmschleimhaut schädigen und die Fettverbrennung blockieren können. Also genau das Gegenteil von dem, was Sie erreichen möchten. Je umfangreicher die Untersuchungen zu den Phytoöstrogenen werden, desto häufiger finden sich auch kritische Aspekte.

Ernährungstipps für unterwegs

Insbesondere in der Reduktionsphase sollten Sie Ihre Mahlzeiten möglichst selbst zubereiten und auf Restaurantbesuche verzichten. Wenn Sie aber einmal keine andere Wahl haben und gezwungen sind, außer Haus zu essen, hier nachfolgend ein paar Tipps, wie Sie es schaffen, trotz Restaurantbesuch Ihr Programm fortführen zu können.

- Viele Restaurants stellen Brot oder Salzgebäck für die Wartezeit auf den Tisch. Lassen Sie Brot oder Gebäck vom Tisch nehmen, oder sagen Sie gleich bei der Bestellung, dass Sie nichts dergleichen wünschen.

- Verzichten Sie auf eine Vorspeise. Wenn alle am Tisch sich Vorspeisen bestellen und Sie schlichtweg nicht nein sagen können, dann wählen Sie einen gemischten Salat (Sie essen dann automatisch auch weniger im Hauptgang). Hüten Sie sich auf jeden Fall vor Antipasti, die oft regelrecht in Olivenöl schwimmen.
- Fast alle Restaurants sind heute bemüht, einfachen Wünschen Ihrer Gäste auch nachzukommen, zum Beispiel den Salat ohne Dressing und das Steak ohne Kräuterbutter zu reichen. Steaks am besten trocken gegrillt bestellen. Nur keine falsche Scheu, äußern Sie Ihre Wünsche. Finden Sie heraus, welche Lokale Ihren neuen Ansprüchen an gesunde Ernährung genügen und welche nicht, wo zum Beispiel auch gegrillt und nicht nur gebraten wird.
- Bestellen Sie Salat mit fettarmem Fleisch und ohne Dressing; gegrillte Puten- oder Hähnchenbrust oder gegrillten Fisch mit gedämpftem Gemüse. Wenn Ihr Gericht eine stärkereiche Beilage wie Reis, Pasta oder Kartoffeln enthält, dann bitten Sie stattdessen um mehr Gemüse oder einen Salat.
- Sie sollten Ihre Mahlzeit langsam zu sich nehmen. Studien haben ergeben, dass Menschen, die ihre Nahrung länger kauen und insgesamt langsamer essen, durchschnittlich weniger verzehren und dafür besser verdauen. Zudem stellt sich nach einiger Zeit ein Sättigungsgefühl ein, ungeachtet der Menge, die gegessen wurde.
- Kein Alkohol! Ein alkoholisches Getränk senkt die Hemmschwelle, beim Essen wieder über die Stränge zu schlagen.
- Finger weg von der Dessertkarte. Wenn Sie die Dessertkarte sehen, werden Sie mit Sicherheit etwas entdecken, das Sie gerne schlemmen möchten.

Die Erhaltungsphase

Die vierwöchige Erhaltungsphase beginnt, wenn Sie Ihr gewünschtes Gewicht und Ihre Leistungsstärke durch die Reduktionsphase erreicht haben. In dieser sich anschließenden Phase stehen jetzt vor allem das Halten Ihres erreichten Wunschgewichts und die Annäherung an eine lebenslange Ernährungsumstellung im Mittelpunkt.

Jeder Mensch braucht eine individuelle Ernährung, was bedeutet, dass auch die Gewichtsstabilisierung und die grundsätzliche Ernährungsumstellung individuell geprüft und erstellt werden muss. Achtsamkeit gegenüber dem eigenen Körper und eine sorgfältige Auswahl der Lebensmittel schärfen dabei Ihr Bewusstsein dafür, was für Sie selbst am besten ist.

Das tägliche Wiegen hilft jetzt, die Lebensmittel und die Mengen herauszufinden, die Ihr Gewicht stabil halten und Ihre Leistungsbereitschaft fördern beziehungsweise das Gegenteil bewirken. Die Lebensmittel, auf die vorher verzichtet wurde, werden jetzt von Tag zu Tag persönlich am erreichten Wunschgewicht und dem eigenen emotionalen Empfinden geprüft.

Stabilisierung erste Woche:

Frühstück

Statt jetzt Brötchen oder Vollkornbrot zu essen, sollten Sie grundsätzlich bei gluten- und laktosefreiem Knäckebrot von WASA bleiben. Dabei ist die Anzahl der Scheiben jetzt zweitrangig.

- 1 EL Apfelessig in ein großes Glas Wasser, nüchtern trinken.
- Knäckebrot mit Magerquark statt mit Butter oder Margarine bestreichen.
- Mögliche Auflage: zwei bis drei Scheiben Geflügelwurst, Hüttenkäse, Roastbeef, Lachsschinken, magerer gekochter Schinken (Fettränder wegschneiden), Krabben.
- Kaffee darf getrunken werden, Milchkaffee ist tabu!
- Ca. 200 g Naturjoghurt mit Kräutern oder frischem Obst. Auf fertigen Fruchtjoghurt oder -quark verzichten!
- Erlaubt ist auch ein hart- oder weichgekochtes Ei.
- Keine Körnerbrötchen, keine Marmelade, Fruchtaufstrich, Honig oder Nutella.

Mittag- und Abendessen
- Gekocht wird auch weiterhin ohne Zugabe von Fett.
- Fleisch und Fisch in unbegrenzter Menge, das heißt, man kann so viel essen, bis man satt ist.
- Gemüse und Salat in unbegrenzter Menge, Salat wird aber noch ohne Öl zubereitet. Zu Salat oder als Beilage zum Hauptgericht ist ein Ei gestattet.

Wichtig: Das Gewicht sollte täglich kontrolliert werden, um auszutesten, wann und bei welchem Nahrungsmittel und welcher Nahrungsmenge man wieder zunimmt. Steigt das Gewicht während der Stabilisierung zu stark an, ist das ein Zeichen, dass zu viel gegessen wurde oder der emotionale Leidensdruck noch nicht vollständig abgearbeitet wurde. Wenn nötig, bauen Sie wieder ein paar Tage ein, in denen Sie wie bei der Reduktionsphase beschrieben essen, um Gewicht zu reduzieren.

Stabilisierung zweite Woche:

Frühstück
- Wie in der ersten Woche.
- Vermeiden Sie grundsätzlich Butter und Margarine.
- Hüttenkäse und Wurstsorten nach Wunsch. Erlaubt sind jetzt auch Leberwurst, Salami, Lyoner (zwei Scheiben).

Mittag- und Abendessen
- Wie in der ersten Woche.

Stabilisierung dritte Woche:

Frühstück
- Wie in der zweiten Woche.
- Zusätzlich darf man wieder Honig und Marmelade aufs Knäckebrot geben.

Mittag- und Abendessen
- Wie in der ersten Woche.
- Probieren Sie jetzt die Wirkung von Kartoffeln, Reis oder Nudeln als Beilage (zwei bis drei Esslöffel) aus.
- Alternativ kann man die Beilagen gegen ein Stück Kuchen zum Nachmittagskaffee oder zwei Kugeln Eis tauschen.

In dieser Woche probieren Sie *alles* aus, allerdings mit Vernunft und Verstand. Bitte beachten Sie dabei folgende Grundsätze:

- Zukünftig sollten Sie pro Tag nur maximal 80 Gramm Kohlenhydrate essen.
- Wer Lust auf Süßes hat, sollte lieber zu einer besonders leckeren Praline greifen, als eine ganze Tafel Billigschokolade zu essen. Eine gute Alternative ist Schokolade mit einem Kakaoanteil von 80 Prozent.
- Selbst zubereitetes Essen ist immer besser, gesünder und gehaltvoller als Fertigprodukte.
- Meiden sollte man industriell verarbeitete Lebensmittel wie Fertiggerichte, Pizza, Hamburger oder Chips.
- Essen bedeutet, dem Körper Energie zuzuführen. Gesunde Energie kann nur durch gesunde Ernährung entstehen. Genuss hat dabei nichts mit der Menge zu tun.
- Quantität ist nicht Qualität!

Vitalstoffe während der Anwendung von Regus lipo

Emotionale Gelassenheit, eine gute Ernährung und natürlich Bewegung ist die Basis für einen gesunden und wohlgeformten Körper. Aber aufgrund vieler denaturierter Lebensmittel wie Fabrikzucker, Auszugsmehl und Transfette und durch die emotionale Last ergibt sich ein steigender Vitaminmangel. Aus heutiger Sicht ist es deshalb unerlässlich, den Körper mit hochwertigen Vitalstoffen zu beleben.

Zu den stoffwechselregulierenden Mikronährstoffen werden Vitamine, Mineralstoffe, Spurenelemente und sekundäre Pflanzenstoffe gerechnet. Diese Mikronährstoffe, kurz Vitalstoffe genannt, sind lebensnotwendig. Sie sorgen für einen reibungslosen Ablauf unseres Stoffwechsels. Hierzu zählen unter anderem die Aktivierung von Enzymen, die Produktion von Hormonen sowie die Stärkung des Immunsystems. Da unser Körper Vitamine und andere Vitalstoffe nicht selbst herstellen kann, müssen sie regelmäßig mit der Nahrung – also mit den großen Nährstoffen Eiweiß, Fett und Kohlenhydraten – in ausreichender Menge aufgenommen werden.

Es ist kaum vorstellbar, aber in unserem Wohlstandsland Deutschland, in dem keiner im klassischen Sinne hungern muss, haben viele Menschen einen Mangel an Vitalstoffen. Die Ursachen hierfür sind vielfältig und hängen meistens mit unserem modernen Lebensstil und der immer älter werdenden Bevölkerung zusammen. Die Folgen eines Vitaminmangels können aber gravierend für die Gesundheit sein. Für einzelne Vitamine wurde nachgewiesen, dass eine Minderversorgung Lebensjahre kosten kann.

Emotionaler Stress ist Vitalstoffräuber Nr. 1

Da Vitalstoffe in allen organischen Stoffen vorkommen, könnte man sagen, dass man alle notwendigen Vitamine bekommt, wenn man nach einem ausgewogenen Speiseplan isst. Das Problem ist nur, dass das gesunde Leben keine statistische Größe ist und die Vitamin- und Mineralstoffangaben in den Tabellen auf irgendeinen geheimnisvollen Durchschnittsmenschen zugeschnitten sind, der im Zweifel größer, kleiner, dünner, dicker, aktiver oder phlegmatischer ist als Sie.

Ausgrenzung am Arbeitsplatz, zu Hause oder in der Schule, aber auch Existenznöte, Monotonie, Einsamkeit, Mobbing, Leistungsdruck und Süchte wie Rauchen oder Alkohol- und Tablettenmissbrauch versetzen unseren Körper in Alarmstimmung. Jeder reagiert darauf anders: ängstlich, hilflos, ärgerlich, schuldig oder aggressiv, depressiv, zwanghaft. Dieser ständige Reiz durch emotionale Stressoren überflutet uns und lässt uns sozusagen mit angezogener Handbremse auf Hochtouren laufen. Dabei verbrauchen wir ein Vielfaches an lebensnotwendigen Vitalstoffen. Konkret heißt das: Wir müssten jeden Tag 12,5 Kilogramm essen, davon allein 1,6 Kilogramm Obst und Gemüse, um die empfohlene und erforderliche Menge an Vitamin C zu uns zu nehmen und körperlich im Alltagsstress nicht in die Knie zu gehen. Das geht natürlich nicht. Deshalb empfehle ich, unserem Körper in Zeiten von Konflikten, Krisen und Krankheiten mit einer Extraportion lebensnotwendiger Vitalstoffe zur Seite zu stehen.

Dies gilt ganz besonders während der Anwendung von Diäten, aber auch für das Ernährungskonzept Regus lipo. Einerseits ist die vorübergehende Monotonie in der Reduktionsphase ein wichtiger Heilfaktor und verhilft dem Körper zur Regeneration. Andererseits kann es zu einem Mangel einzelner Mikronährstoffe kommen. Täglich eingenommene Vitamine und Mineralstoffe schützen in jedem Fall vor einem eventuell auftretenden Nährstoffmangel und wirken sich mit Sicherheit positiv auf Ihr Wohlbefinden aus.

Die Einnahme von Vitalstoffen sollte allerdings individuell angepasst sein. Einen erhöhten Bedarf an Vitalstoffen haben Schwangere, Leistungssportler, Schwerstarbeiter, aber auch junge Menschen, die noch wachsen, und Senioren, die die aufgenommenen Nährstoffe schlechter resorbieren. Größeren Bedarf haben auf jeden Fall Kranke, aber auch Raucher und Menschen, die Alkohol trinken oder einseitige Ess- und Lebensgewohnheiten pflegen. Zusätzlich benötigen wir durch die zivilisatorischen Lebensumstände mehr Vitalstoffe: Schadstoffe in der Luft, Nitrat im Wasser, künstliche Zusatzstoffe in vielen Lebensmitteln, das alles ist ein permanenter Angriff auf unsere Gesundheit.

Aus diesem Grund sollte ein beratendes Gespräch Voraussetzung für die Einnahme von Vitalstoffpräparaten sein. Sprechen Sie Ihren Arzt oder Apotheker an. Sie können sich auch direkt an mich wenden oder einen Fragebogen ausfüllen, den Sie auf meiner Website finden (www.simplepower.de/vitalstoffe/). In einem persönlichen Gespräch erhalten Sie einen Vorschlag für eine Auswahl von Vitalstoffmischungen, die Ihre gesunde Lebensweise unterstützen.

Behalten Sie in jedem Fall Ihre Nährstoffversorgung im Auge. Haben Sie tatsächlich alle Vitalstoffe in ausreichender Menge im Blut? Das können Sie nur raten, und ich versichere Ihnen, wahrscheinlich schätzen Sie zu positiv. «Ich habe bestimmt keinen Mangel», das höre ich oft von meinen Patienten. So lange, bis der Vitalstoffgehalt im Blut gemessen wurde. Denn Ihr Blut kann nicht lügen und ist wirklich objektiv. Sie sollten eine Blutuntersuchung machen lassen, denn nur dann können Sie auch ganz gezielt Ihre fehlenden Vitalstoffe auffüllen. Ein solches Blutbild kann jeder Arzt analysieren.

Homöopathisches Komplexmittel Regus lipo

In der klassischen Homöopathie wird generell nur ein bestimmtes homöopathisches Mittel für einen Patienten und die Gesamtheit seiner Symptome ausgesucht. Im Gegensatz dazu werden in der Komplexmittelhomöopathie mehrere homöopathische Präparate gemischt. Vorzugsweise solche, von denen in der klassischen Homöopathie bekannt ist, dass sie einen starken Bezug zu bestimmten Beschwerden, Krankheiten oder Organen haben.

Mittlerweile ist wissenschaftlich bestätigt, dass Übergewicht und Adipositas auf ein multifunktionales, also systemisches Ungleichgewicht der Eigenregulation der Stoffwechselprozesse zurückgeht. Die Einnahme eines homöopathischen Komplexmittels, aus dem sich ein synergetisches Zusammenwirken mit höherer Wirkung ergibt, ist inzwischen auch ein Bestandteil der homöopathischen Heilkunde. Das homöopathische Umstimmungsmittel Regus lipo bezieht in besonderem Maße allgemeine Gemütsstimmungen und Ernährungsgewohnheiten mit ein. Durch gezielte Reize der homöopathischen Wirkstoffe werden die dem Menschen eigenen Selbstheilungskräfte aktiviert und so vorliegende Stoffwechselstörungen überwunden. Das homöopathische Komplexmittel Regus lipo können Sie nur in Zusammenarbeit mit einem Regus-lipo-Ernährungsberater bekommen. Homöopathische Mittel finden in der Selbstmedikation immer breitere Anwendung, und wenn Sie selbst Ihre Bemühungen mit einem homöopathischen Mittel unterstützen möchten, dann empfehle ich Ihnen Fucus vesiculosus, den Blasentang aus Nordsee und Atlantik. Bei Arteriosklerose und Übergewicht und Adipositas ist Fucus in einer Dosis von dreimal wöchentlich zehn Tropfen in D12 anzuwenden.

Wichtiger Hinweis: Ich gebe Ihnen hier Anregungen und Empfehlungen zur Ergänzung des Ernährungskonzeptes Regus lipo mit Mikronährstoffen und homöopathischen Mitteln. Sie können und sollen aber das Gespräch mit Ihrem Arzt oder Apotheker nicht ersetzen und sind insbesondere nicht als Anleitung zur unkritischen Selbstbehandlung gedacht. Für die Diagnose und Therapie Ihrer Erkrankung ist grundsätzlich der Arzt zuständig. Bei Fragen zu Vitamin-Mineralstoff-Präparaten oder Homöopa-

thie wenden Sie sich bitte an Ihren Apotheker oder behandelnden Arzt. Selbstverständlich stehen Ihnen auch meine Kollegen
und ich im Rahmen des Ernährungskonzeptes Regus lipo gern
zur Verfügung.

Leitfaden für die Zukunft

Seien Sie stolz auf sich und denken Sie immer daran, was Sie
in der Reduktionsphase geschafft haben. Um dieses wunderbare
Ergebnis auch wirklich langfristig aufrechtzuerhalten, denken
Sie an folgende Punkte:

- Essen Sie möglichst nur drei Mahlzeiten am Tag, keine Zwi-
schenmahlzeiten. Während des Tages sollten Sie möglichst
nur kalorienfreie Getränke trinken.
- Obst, zuckerhaltige Getränke und Süßes sollten Sie nur zu
Mahlzeiten zu sich nehmen.
- Zu jeder Mahlzeit sollten Sie Gemüse, Salat, Pilze oder Obst
essen. Diese sollten bestenfalls die Hälfte jeder Mahlzeit aus-
machen.
- Zu jedem Essen sollten Sie möglichst eine oder mehrere Ei-
weißquellen wählen, also Eier, frisches Fleisch, frischen Fisch,
Milch oder Milchprodukte wie Käse, Naturjoghurt, Quark,
Buttermilch, Kefir, Hülsenfrüchte wie Bohnen, Erbsen und
Linsen.
- Die Fettqualität ist wichtiger als die Fettmenge. Natürliche und
gesunde Fette finden sich in Pflanzenölen (Raps-, Oliven-,
Nussöl), fetten Fischen (Lachs, Hering, Thunfisch, Makrele),
Nüssen und Gemüse (Avocado).

- Fettreduzierte Produkte sind überflüssig. Nehmen Sie lieber kleinere Mengen und dafür Nahrungsmittel mit natürlichem Fettgehalt zu sich.
- Industriell vorgefertigte Produkte sollten Sie meiden, da diese oft gehärtete Fette sowie unnötige Zusatzstoffe zur Geschmacksverbesserung enthalten.
- Getreideprodukte sollten Sie stark einschränken. Abends generell keine Kohlenhydrate zuführen!
- Achten Sie darauf, ausreichend zu trinken, das heißt mindestens 1,5 bis 2 Liter kalorienfreie Getränke täglich. Hierbei auf Wasser, ungesüßten Tee, stark verdünnte Fruchtsaftschorle und Kaffee setzen. Limonaden, Cola und andere süße Getränke sind keine guten Durstlöscher. Auch Light-Getränke sind eher kontraproduktiv.
- Essen Sie abwechslungsreich. Es gibt nicht das eine beste Gemüse, nicht die eine beste Art Fleisch, nicht die beste Sorte Fisch. Der komplette Nährstoffcocktail lässt sich nur auskosten, wenn aus allen Lebensmittelgruppen ausgewählt, häufig zwischen den Sorten gewechselt und nicht einseitig gegessen wird.
- Nehmen Sie sich zum Essen Zeit und lassen Sie sich möglichst nicht ablenken. Schnellesser essen mitunter das Dreifache von Langsamessern, da das Sättigungsgefühl normalerweise erst nach etwa 20 Minuten langsam aufkommt.
- Möglichst nur eine Portion essen und keinen Nachschlag nehmen.
- Bereiten Sie die Mahlzeiten aus frischen Zutaten so oft es geht selbst zu. Wer mit frischen und wenig vorverarbeiteten Nahrungsmitteln selbst kocht, hat die volle Kontrolle darüber, was er isst. Natürliche Nahrungsmittel sind weitaus nährstoffreicher und enthalten keine Geschmacksverstärker. Durch industrielle Verarbeitungsprozesse gehen wertvolle Inhaltsstoffe verloren.

- Lesen Sie im Supermarkt öfter mal die Zutatenliste. Dem Käufer weiszumachen, das Produkt sei besonders gesund und gut für das Wohlbefinden, ist eine beliebte Marketingstrategie der Hersteller. Daher aufgepasst mit gesundheitsbezogenen Aussagen oder Schlagworten wie Wellness und Fitness.
- Man kann sich jede Geschmacksvorliebe an- und abtrainieren. Die Geschmacksnerven der Zunge benötigen nur etwa vier Wochen, um alle extremen Geschmacksvorlieben wie süß, salzig oder extrem würzig zu vergessen und sich an neue Geschmacksrichtungen zu gewöhnen. Durch konsequentes Meiden von intensiven Geschmacksrichtungen für einen Monat lernt die Zunge, die natürlichen Aromen von Nahrungsmitteln wieder wahrzunehmen. Die Ausrede «Das schmeckt mir so nicht» zählt also nicht.
- Keine Verbote: Verzicht fördert nur das Verlangen: Der gelegentliche Genuss «sündiger» Nahrungsmittel gehört dazu und ist ein Stück Lebensqualität, die einem niemand streitig machen kann. Das Motto lautet: 90 Prozent bewusst essen, 10 Prozent sündigen.
- Egal ob Süßes, Knabbereien, Limonade oder alkoholische Getränke – Genussmittel möglichst zu einer Mahlzeit essen.
- Es gibt eigentlich nur einen Grund zu essen: Hunger! Emotionale Beweggründe wie Langeweile, Frust oder Melancholie enden schnell in einem Gewichtsdilemma. Wer solche Verhaltensmuster an sich beobachtet, sollte versuchen, Abhilfe zu schaffen und statt(d)essen Strategien entwickeln.

Bitte überprüfen Sie gemeinsam mit Ihrem Hausarzt, ob Sie die Medikamente, die Sie gegebenenfalls vor der Gesundheitsanwendung Regus lipo eingenommen haben, auch weiterhin benötigen. Viele Stoffwechselerkrankungen wie Bluthochdruck, erhöhte Cholesterinwerte oder Diabetes mellitus werden mit Regus lipo auskuriert.

Gesundheit ist unser höchstes Gut. Leider fällt uns das immer erst auf, wenn sie uns vorübergehend abhanden kommt, wir also krank werden. Solange unser Körper perfekt funktioniert, kümmern wir uns kaum darum, was in ihm passiert oder wie man ihn am besten ernähren könnte. Je größer jedoch das Wissen um Ernährung und Stoffwechsel eines Menschen ist, desto größer sind seine Chancen, glücklich und gesund alt zu werden.

Im folgenden Kapitel «Übersicht Zivilisationskrankheiten» werden Risikofaktoren und Ursachen erklärt, und es werden wirksame Tipps gegeben, wie Sie Ihre Erkrankung am besten verstehen und überwinden können. Gut wäre natürlich, es gar nicht erst zum akuten Krankheitsfall kommen zu lassen und der Prävention mehr Aufmerksamkeit zu widmen. Es gibt einen dramatischen Anstieg von Stoffwechselstörungen, die allesamt vermeidbar wären und einer ungesunden Lebensführung, psychischer Belastung und unserem hektischen Alltag geschuldet sind.

Wenn Sie bereits neben Ihrem Übergewicht eine Zivilisationskrankheit haben, sollte das biopsychosoziale Ernährungskonzept Regus lipo in Zusammenarbeit mit den Regus-lipo-Ärzten, Ernährungsberatern und Coachs Ihre erste Wahl sein. Gewinnen Sie mit Ihrem persönlichen Regus-lipo-Berater ein besseres Verständnis für sich selbst, Ihren Körper und Ihr soziales Umfeld. Denn Gesundheit bedeutet eben mehr als die bloße Abwesenheit von Krankheit.

ZIVILISATIONSKRANKHEITEN –
Risikofaktor metabolisches Syndrom

Das kennen Sie sicherlich: gestresst oder gefrustet im Familien- und Berufsalltag, angemotzt vom Partner, angeraunzt vom Kollegen, geärgert von den eigenen Kindern oder den Eltern, wütend über Dinge, die nicht geklappt haben, bei der Heimfahrt im Stau gestanden, dann endlich zu Hause. An den Kühlschrank, Kekse oder Schokolade holen, Radio oder Fernseher an, Zeitung lesen und so richtig abhängen – bis tief in die Nacht. Für viele ist so ein Tagesablauf Normalität, doch es ist nicht schwer zu erkennen, dass das nicht gesund ist.

Täglich können Sie in den Medien Berichte lesen über die Zivilisationskrankheiten, die den Ärzten Sorge machen: hoher Blutdruck, Übergewicht, Diabetes, Fettstoffwechselstörung und in der Folge Herz-Kreislauf-Erkrankungen.

So verschieden die Krankheiten sind – eines haben sie gemeinsam: Sie sind sichtbares Symptom für ein seelisches Ungleichgewicht und eine körperliche Fehlregulation. Eine weitere Gemeinsamkeit ist, dass es die betroffenen Menschen ungemein schwer haben, an diesen Krankheiten ernsthaft zu arbeiten. Ihr Wissen darüber ist meist weniger das Problem als die Umsetzung, das heißt, sich diesem Wissen entsprechend zu verhalten. Das ist es, an dem viele Menschen verzweifeln, weil alle Bemühungen bislang erfolglos waren.

In der Schulmedizin werden die genannten Krankheiten als «metabolisches Syndrom», manchmal auch als «tödliches Quartett» bezeichnet und gelten heute als der entscheidende Risikofaktor für Erkrankungen der arteriellen Gefäße und für die koronare Herzkrankheit. Es handelt sich um Stoffwechselkrankheiten, bei denen es zu einer Verschiebung vom Wechsel zum Stoff kommt: Der Wechsel der Stoffe, der Umsatz, die Verarbeitung ist gestört, sodass es zu Ablagerungen von Stoffwechselprodukten in den Wänden der Gefäße, zum Beispiel der Nieren, der Augen oder der Beine kommt. Die Stoffe können nicht mehr in einem lebendigen Strom im Stoffwechsel gehalten werden, sondern fallen heraus aus dem Fluss.

Nun geht die Schulmedizin davon aus, dass eine Reduzierung der Störungsverursacher wie beispielsweise Cholesterin, überschüssiger Zucker oder Fette Heilung bringe. Dass das nicht der Fall ist, haben viele von uns aus eigener Erfahrung inzwischen gelernt. Das bedeutet: Es müssen andere Faktoren gesucht werden, die stärker in uns selbst liegen als in den Stoffen.

Mediziner und Forscher wie beispielsweise Dean Ornish von der Harvard Medical School oder der Psychologe Lawrence LeShan fanden wiederholt Belege für eine weitere Gemeinsamkeit der genannten Krankheiten: Menschen, die seelisch isoliert sind, abgesondert von ihrer Umgebung leben, bekommen viel häufiger Herzkrankheiten als diejenigen, die in gutem emotionalen Kontakt mit ihrem sozialen Umfeld sind und eingebunden und unterstützt werden. Wer in der Kindheit zum Beispiel ein distanziertes Verhältnis zu seinen Eltern, insbesondere der Mutter hatte, bekam noch nach Jahrzehnten signifikant häufiger bestimmte Krankheiten. Das Erleben von Einsamkeit und sozialer Isolation geht so weit, dass man sagen kann: Was Isolation fördert, fördert Krankheit. Oder anders ausgedrückt: Was immer zu einer gefühlten seelischen Dysbalance führt, führt gleichzeitig zu einer stofflichen Dysregulation in unserem Körper.

Lassen sich nun derartige metabolische Fehlregulationen womöglich durch positives Denken und eine ordentliche Portion Streicheleinheiten wieder stabilisieren? So einfach ist es sicher nicht, niemand wird auf Knopfdruck zum Optimisten mutieren. Der aufmunternde Ratschlag «Jetzt sei mal spontan!» macht die Paradoxie deutlich. Selbst wenn jemand ihn befolgen könnte, er bliebe ohne jede innere, emotionale Wirkung.

Den Teufelskreis des metabolischen Syndroms kann nur ein ganzheitliches biopsychosoziales Konzept durchbrechen, wie das Ernährungskonzept Regus lipo und die emotionsregulierenden Übungen. Denn: Für eine erfolgreiche Gewichtsreduzierung ist in erster Linie entscheidend, dass Sie das Gefühl bekommen, bestimmte Situationen unter Kontrolle zu haben, sich selbst unter Kontrolle zu haben, sich entwickeln zu können und dazuzugehören. Dann klappt es auch mit der Verhaltensänderung bezüglich einer gesunden Ernährung. Die Kombination aus Ernährungstherapie und emotionsfokussierter Verhaltenstherapie lädt Sie ein, Emotionen, die auf Eis liegen, abzuschmelzen, sich selbst wieder mehr zu vertrauen und die Stimme des inneren Kritikers sowie die Schuldgefühle zu überwinden und stattdessen ein entspanntes Verhältnis zum Essen zu entwickeln. Denn nur wer seinem Körper und seiner Psyche das gibt, was sie brauchen, wird zu einem natürlichen Esser.

EINE MENGE SCHIEFGEGANGEN: STOFFWECHSELERKRANKUNGEN

Ob wir atmen, essen, laufen, arbeiten oder schlafen – unser Stoffwechsel ist immer in Aktion. Ständig werden Stoffe aufgenommen, transportiert, umgewandelt, abgebaut und wieder ausgeschieden. All das passiert, ohne dass wir es bewusst bemerken. Ein gesunder Stoffwechsel wird von uns als selbstverständlich wahrgenommen. Dabei ist aufgrund der Komplexität der Gesamtheit aller Stoffwechselvorgänge nur allzu verständlich, dass dabei auch eine Menge schiefgehen kann. Wenn die Verwertung einzelner Nährstoffe nicht richtig funktioniert und die Substanz nicht dort ankommt, wo sie gebraucht wird, liegt eine sogenannte Stoffwechselstörung vor. Das Unglück daran ist, dass Stoffwechselerkrankungen im ersten Moment nicht direkt wehtun und daher oft auch erst spät erkannt werden, und dann dramatische Folgen, wie einen Herzinfarkt oder Schlaganfall, haben können. Ich gebe Ihnen im Folgenden einen Überblick über die häufigsten Stoffwechselkrankheiten, die oft durch Übergewicht entstehen. Mit den emotionsregulierenden Übungen und dem Regus-lipo-Ernährungskonzept schützen Sie sich auch vor diesen Erkrankungen.

Unter Druck: Bluthochdruck

Bluthochdruck, sogenannte arterielle Hypertonie, verursacht nur selten Beschwerden und wird oft erst bemerkt, wenn bereits Folgeschäden eingetreten sind. Er ist eine stille, aber lebensbedrohende Gefahr. Als Ursache für koronare Herzerkrankung, Herzinfarkt, Nierenversagen und Schlaganfall ist Bluthochdruck in Deutschland verantwortlich für 400 000 Todesfälle im Jahr. Mindestens ein Fünftel der Bevölkerung ist erkrankt – in Europa ein trauriger Rekord. Zunehmend leiden auch junge Menschen an Bluthochdruck. Nach Angaben der DAK haben 17 Prozent der 25- bis 29-Jährigen Bluthochdruck, bei den über 60-Jährigen sind es bereits 75 Prozent.

Die Beschwerden sind zunächst unspezifisch: Kopfschmerzen, Schwindel, manchmal Übelkeit, Sehstörungen oder Schlaflosigkeit. Der Blutdruck wird in Millimeter auf der Quecksilbersäule gemessen, angegeben werden der systolische und der diastolische Wert. Während der normale Blutdruck eines Erwachsenen etwa 120 zu 80 mmHg beträgt, gilt ein systolischer Blutdruck höher als 140 und ein diastolischer höher als 90 als Hypertonie.

Ausgelöst wird Bluthochdruck durch verschiedene Faktoren. Nur bei 5 Prozent der Patienten ist sie die Folge einer genetischen Vererbung. Das heißt umgekehrt, dass bis zu 95 Prozent der Betroffenen den Bluthochdruck durch einen ungesunden Lebensstil selbst zu verantworten haben. Exzessives Arbeiten, zu wenig Sport und zu viele emotionale Belastungen in sozialen Beziehungen bewirken, dass zum einen durch Stresshormone wie Adrenalin die Gefäße enggestellt werden und sich zum anderen gleichzeitig im umliegenden Gewebe zu viel Wasser ansammelt. Durch den so entstehenden hohen Blutdruck kommt es in den Gefäßinnenwänden leicht zu Rissen, in denen sich Fette, Kalkplaques und Blutgerinnsel anlagern. Sie verengen die Arterien und lassen die Gefäßwände härter, dicker und weniger elastisch werden. So geschädigt können die Schlagadern nicht mehr gut nachgeben, wenn das Herz kontrahiert – die Folge sind Durchblutungsstörungen. Alle diese Faktoren begünstigen das Entstehen von Arteriosklerose.

Doch hoher Blutdruck kann auch den Augen schaden: Direkte Schäden am Auge selbst, wie Einblutungen und Schwellungen der Netzhaut, werden nur von sehr hohem Blutdruck verursacht. Mittelhoher Blutdruck jedoch schädigt die kleinen Blutgefäße langfristig, sodass sich die Sauerstoffversorgung des Gewebes verschlechtert und der Sehnerv absterben kann. Zudem können Thrombosen den Patienten praktisch erblinden lassen.

Ist der Druck im Röhrensystem der Gefäße ständig erhöht, leidet besonders das Herz, das permanent gegen einen hohen Blutdruck ankämpfen muss. Dabei kann sich die Wand der linken Herzkammer, die das Blut durch den ganzen Körper pumpen muss, im Gegensatz zur rechten, die nur für den Lungenkreislauf zuständig ist, verdicken. Die Folge ist eine Herzinsuffizienz: Die Kraft des Herzens und damit seine Pumpleistung verringern sich, die Patienten verlieren ihre Leistungsfähigkeit, bekommen Luftnot und Wasseransammlungen in den Beinen.

Bei Bluthochdruck steht das Behandeln der Risikofaktoren im Vordergrund. Wichtig ist eine Gewichtsreduktion, regelmäßige körperliche Aktivität und ein emotionaler Stressabbau für mehr Gelassenheit im Alltag. Wer dreimal wöchentlich jeweils 30 Minuten lang joggt oder schwimmt, kann seinen Blutdruck dadurch um 10 mmHg senken.

Zehn Kilo weniger Gewicht bedeuten 20 mmHg weniger auf der Quecksilbersäule. Außerdem lässt sich das kardiovaskuläre Gesamtrisiko durch bestimmte Nahrungsmittel reduzieren: Besonders gut sind Fette, wie Omega-3-Fettsäuren, der regelmäßige Verzehr von Fisch, frischem Obst und Gemüse.

Blutfette in Schach halten: Fettstoffwechselstörungen

Täglich pumpt das Herz ca. 8000 Liter Blut durch alle Blutgefäße und versorgt die Organe mit lebenswichtigen Nährstoffen und Sauerstoff. Um diese enorme Pumpleistung zu vollbringen, ist das Herz-Kreislauf-System auf einen kraftvollen Herzmuskel, eine angemessene Energieversorgung, einen ausgewogenen Blutdruck und auf gesunde Blutgefäße angewiesen. Gesunde Blutgefäße sind von einigen Faktoren abhängig, vor allem aber bedarf es gesunder Blutfettwerte. Zu hohe Blutfettwerte führen auf Dauer zu krankhaft verengten Arterien, zur sogenannten Arteriosklerose. Die Gefäßverkalkung ist das häufigste aller Gefäßleiden. Früher galt sie als die Krankheit der alten Leute, heute weisen sie auch schon jüngere Menschen auf. Dass die Ursachen in unserem Lebensstil zu finden sind, liegt daher auf der Hand. Wir sind überernährt, vor allem mit tierischen Fetten, bewegen uns zu wenig, haben zu viel Stress, trinken zu viel Alkohol und sind im Allgemeinen übersäuert.

Die Aufnahme von Fetten durch Nahrung und der körpereigene Fettabbau werden über das Blut organisiert und transportiert. Doch Fette können sich in Wasser nicht lösen und würden so auf dem Blut schwimmen. Um eine Verteilung der Fette über das ganze Blut zu gewährleisten, binden sich die Blutfette an körpereigene Eiweiße, also Proteine. Befinden sich jetzt zu viele Lipoproteine im Blut, versucht der Körper dies zu beheben. Dazu schickt er spezielle Fresszellen los, sogenannte Makrophagen, die den Überschuss an Lipoproteinen beseitigen sollen. Wenn die Blutfettwerte aber zu hoch sind, können sie nicht mehr ausreichend abgebaut werden. Die vollgefressenen Makrophagen lagern sich stattdessen an der Blutgefäßwand ab. Dadurch entsteht eine Verengung des Blutgefäßes, und es kommt zu einem hohen

Herzinfarkt- und Schlaganfallrisiko. Bleibt nämlich jetzt ein Blutpropf an der verengten Stelle stecken, kann es zu Gefäßverschluss, Herzinfarkt oder Schlaganfall kommen.

Früher dachte man, der Cholesterinwert im Blut müsse gesenkt werden, um eine Fettstoffwechselstörung zu bekämpfen. Doch die Ansicht, dass ein überhöhter Cholesterinwert alleiniger Auslöser von Arteriosklerose ist, ist längst überholt. Vielmehr ist heute die übereinstimmende Meinung der Mediziner, dass es sich um einen durch freie Radikale verursachten übermäßigen Oxidationsprozess handelt. Daher ist es grundsätzlich falsch, als Therapie bei zu hohen Cholesterinwerten sogenannte Statine zu verschreiben, da diese die Oxidationsprozesse der Fette nicht stoppen. Der Risikofaktor «freie Radikale» wird dadurch nicht beseitigt.

Eine Vielzahl von neueren Studien zeigt, dass zum Beispiel ein erhöhtes Lipoprotein-a zehnmal bedeutsamer ist als hohes LDL-Cholesterin. Eine zusätzliche Einnahme von Omega-3-Fetten bewirkt langfristig eine Blutdrucksenkung, allgemein eine Verringerung der Blutfette und speziell des Lipoprotein-a-Werts.

Die Ernährungsempfehlungen bei Arteriosklerose entsprechen den Empfehlungen für eine gesunde Ernährung. Allerdings erfahren die konkreten Empfehlungen seit einigen Jahren einen deutlichen Wandel. Jahrzehntelang wurde Risikopatienten eine fettarme, aber kohlenhydratreiche Ernährung angeraten, die insbesondere auf das weitgehende Vermeiden gesättigter Fette abzielte. Eine der bedeutendsten Metaanalysen aus dem Jahre 2010 von Siri-Tarino mit fast 350 000 Patienten zeigte, dass sich die Einsparung von gesättigten Fetten zugunsten einer erhöhten Kohlenhydratzufuhr ungünstig auf das Herz-Kreislauf-Erkrankungsrisiko auswirkt. Damit ist auf der Suche nach der «optimalen» Ernährung zur Vorbeugung von Arteriosklerose folgende Strategie klar:

- Erhöhen Sie die Zufuhr von ungesättigten Omega-3-Fettsäuren und Omega-6-Fettsäuren aus Fisch, Pflanzenölen und Nüssen.
- Bevorzugen Sie eine Kost, die reich an Obst und Gemüse und arm an Weißmehlprodukten und Kohlenhydraten ist.
- Gewinnen Sie Gelassenheit und Ruhe gegenüber den alltäglichen kleinen Stresserlebnissen.

Eine Reduktion der Gesamtfettmenge verbessert weder die Blutfettwerte noch das Herz-Kreislauf-Erkrankungsrisiko.

Der süße Killer: Diabetes mellitus

Wörtlich übersetzt bedeutet der griechische Ausdruck Diabetes mellitus «honig-süßer Durchfluss». Ein schöner Name für eine ernsthafte Zivilisationskrankheit, die vor allem Menschen befällt, die zu viel essen und sich zu wenig bewegen. Kurz nach dem Zweiten Weltkrieg, zwischen 1945 und 1947, war sie in Deutschland nicht vorhanden. Heute haben insgesamt etwa 6,6 Millionen Deutsche Diabetes. Ein Drittel von ihnen weiß nicht einmal etwas von der Krankheit. Die klassischen Symptome wie großer Durst, häufiges Wasserlassen, Müdigkeit und Antriebslosigkeit treten nämlich erst bei deutlich erhöhten Blutzuckerwerten auf.

Jeder vierte Übergewichtige zwischen 60 und 80 Jahren leidet an Diabetes mellitus Typ 2, dagegen wird nicht mal jeder hundertste Normalgewichtige Diabetiker Typ-2. Auch immer mehr junge Menschen werden zuckerkrank – zu viele Fertiggerichte, zu wenig Bewegung, soziale Isolation und Ausgrenzung im familiären Alltag und bei Gleichaltrigen sind Risikofaktoren. Dabei könnten viele Menschen die Erkrankung stoppen.

Diabetes mellitus Typ 2 ist die bedeutsamste Kohlenhydrat-, Eiweiß- und Fettstoffwechselstörung mit einer Vielzahl von Folgeerkrankungen. Sie ist gekennzeichnet durch einen Insulinmangel und einen erhöhten Blutzuckerspiegel. Folgeerkrankungen sind Übergewicht, Adipositas, Bluthochdruck, Arteriosklerose, Fettstoffwechselstörungen, Polyneuropathien und motorische Störungen. Deshalb sollten wir öfter unseren Blutzucker und den unserer Kinder messen lassen. Dazu reicht ein Tropfen Blut aus der Fingerkuppe – eine Sache von 20 Sekunden. Wenn beim Blutzuckertest morgens Werte jenseits von 126 Milligramm Glukose pro Deziliter Blut gemessen werden, liegt wahrscheinlich ein Diabetes vor. Wird ein solcher Wert ein zweites Mal gemessen, ist die Diagnose gesichert. Der Volksmund verbindet mit der Zuckerkrankheit lebenslanges Essen nach strikten Diätplänen. Das war vor 30 Jahren noch richtig, gilt aber längst nicht mehr.

Typ-2-Diabetiker haben die Möglichkeit, ihre Erkrankung wieder loszuwerden, wenn sie ihren Lebensstil ändern. Diabetes mellitus Typ 2 ist also eigentlich keine Zivilisationskrankheit, sondern vielmehr eine Lebensstilkrankheit. Insulin wirkt nämlich umso besser, je weniger ein Mensch wiegt und je sportlicher er ist.

Das lebenswichtige Hormon wird in der Bauchspeicheldrüse hergestellt und von dort in den Blutkreislauf ausgeschüttet. Dort dockt das Insulin an die Zellen an, um diese wie ein Schlüssel zu öffnen, damit sie Zucker aufnehmen können. Ohne Insulin gelangt der Zucker nicht in die Zellen, wo er in Energie umgewandelt wird. Ohne Insulin bleiben die Zuckermoleküle im Blut, wo sie mittelfristig Nervengewebe und die kleinsten Blutgefäße schädigen oder gar zerstören können. Darum ist es so gefährlich, wenn der Diabetes unentdeckt bleibt. Ein über längere Zeit er höhter Blutzuckerspiegel kann Impotenz, Blindheit oder Amputationen von Gliedmaßen zur Folge haben.

Der schleichende Krankheitsverlauf verleitet viele, den Diabetes zu unterschätzen, und einigen fehlt es schlicht am nötigen Durchhaltewillen bei der Ernährungsumstellung. Ein Motivationstrainer würde da oft mehr bewirken als ein Mediziner. Wer es dagegen schafft, seinen Blutzuckerspiegel signifikant zu senken, muss nicht mal das tun, was gemeinhin mit Diabetes verbunden wird, nämlich sich selbst Insulin spritzen. Mit einer emotionalen Verhaltenstherapie und einem kohlenhydratarmen Ernährungskonzept haben Diabetiker also beste Chancen, ihre Krankheit in den Griff zu bekommen.

Nichtalkoholische Fettleber

Dass übermäßiger Alkoholgenuss der Leber schadet, ist allgemein bekannt. Doch auch viele andere Faktoren können Auslöser für die krankhafte Speicherung kleiner Fetttröpfchen in den Leberzellen sein. Es wird geschätzt, dass in den westlichen Industrienationen fast jeder Dritte an einer nichtalkoholischen Fettlebererkrankung leidet.

Die Fettleber wird in erster Linie ausgelöst durch eine kohlenhydratreiche Überernährung, Insulinresistenz, verschiedene Fettstoffwechselstörungen, chronischen Eiweißmangel oder anhaltende Hungerzustände mit starkem Gewichtsverlust, oftmals verursacht durch strenge einseitige Diäten, durch die vermehrt Fettsäuren in die Leber geraten.

Eine Fettleber wird fast immer zufällig bei einer routinemäßigen Ultraschalluntersuchung festgestellt. Wir spüren unsere

Leber nicht wirklich, allenfalls klagen wir über Müdigkeit, Abgeschlagenheit und ein leichtes Druck- und Völlegefühl im rechten Oberbauch.

Da die wesentliche Ursache eine zu kalorienreiche Ernährung oder ein übermäßiger Obstverzehr – ja, Sie haben richtig gelesen – sein kann und es gegen die Fettleber bislang keine wirksamen Medikamente gibt, sollten wir der Ernährung unsere ungeteilte Aufmerksamkeit schenken. Bei einer erfolgreichen Ernährungsumstellung bildet sich auch die Fettleber in der Regel vollständig zurück. Insbesondere eine Gewichtsreduktion verbessert eine Fettlebererkrankung deutlich. Beruht die Fettleber auf einem Mangel an Eiweiß oder auf einem allgemeinen Nährstoffmangel, bildet sie sich vollständig zurück, wenn der Mangel behoben wird.

Zuerst sollte der Konsum von Nahrungsmitteln, die reich an Einfachzucker (insbesondere Fruktose) und Stärke sind, eingeschränkt werden. Dies betrifft vor allem industriell hergestellte Produkte mit Zuckerzusatz wie Softdrinks, Süßwaren, Fruchtjoghurts, Weißmehlprodukte wie Weißbrot, Baguette, Cornflakes, Kuchen und Kekse. Auch kalorienreiche Fertigprodukte oder Fast Food sollten nur sparsam verzehrt werden. Des Weiteren sollten Sie auf einen gemäßigten Obstverzehr achten. Der Obstzucker (Fruktose) wird nämlich in erster Linie in der Leber zu Fett umgebaut!

Nährstoffdichte Nahrungsmittel wie Gemüse, zuckerarme Obstsorten, Fisch, mageres Fleisch tragen im Allgemeinen zu einer negativen Energiebilanz bei. Ferner sollte natürlichen Fettquellen wie pflanzlichen Ölen, Seefisch und Muskelfleisch gegenüber industriell gefertigten Produkten der Vorzug gegeben werden.

Neue Sicht auf Gicht

Gicht zählt zu den schwersten Formen der Arthritis. Harnstoff-kristalle lagern sich in den Gelenken, in der Haut und den Nieren als Nierensteine ab. Ein übermäßiger Fleischverzehr steigert den Harnsäurewert und somit das Risiko für Gicht – das dachte man zumindest früher. Das Ziel einer Studie an der Oxford University war es, Klarheit in den Mythos zu bringen. Gibt es Unterschiede hinsichtlich der Harnsäurekonzentration bei Allesessern, Vegetariern und Veganern? Bei 1700 Männern und Frauen wurden die Harnsäurekonzentrationen bestimmt. 424 Teilnehmer waren nach Selbstauskunft Fleischesser, 425 waren Fischesser und er-nährten sich fleischfrei. 422 waren Vegetarier und 422 Veganer. Die mittleren Harnsäurekonzentrationen der unterschiedlichen Ernährungsstil-Gruppen wurden für Alter, Body-Mass-Index, Calciumzufuhr und Alkoholkonsum adjustiert. Das Ergebnis ist erstaunlich: Die adjustierten Serumharnsäurekonzentrationen betrugen bei männlichen Fleischessern 315, bei Fischessern 309, bei Vegetariern 303 und bei Veganern 340 Mikromol pro Liter. Ähnlich sah es bei den weiblichen Probanden aus.

Mediziner haben folgende Risikofaktoren für Gicht identifiziert: Wie aus der Oxford-Studie eindeutig zu erkennen ist, ist nicht die Zufuhr von tierischem Eiweiß bedeutsam für Gicht.

Ein Säureüberschuss führt zu einer Dysbalance des Purin-stoffwechsels. Zu viel Alkohol, Fertiggerichte und Softgetränke lassen den Körper bekanntermaßen übersäuern und behindern damit die Harnsäureausscheidung. Doch in erster Linie wird Übersäuerung verursacht durch chronischen psychosozialen Stress, verbunden mit den Stickstoffoxiden Adrenalin, Noradrenalin. Weiterhin können Medikamente den Körper bei der Ausscheidung der Harnsäure beeinträchtigen, da diese häufig die

Nierenfunktion beeinflussen. Und etwa 18 Prozent der Gicht-patienten werden schlichtweg mit einem Enzymdefekt geboren, der dazu führt, dass Purine nicht richtig verstoffwechselt werden können.

PCO-Syndrom und Übergewicht

Beim polyzystischen Ovarsyndrom (PCO-Syndrom) treten Zyklusstörungen, erhöhte Androgenspiegel sowie Zeichen der steigenden Bildung männlicher Hormone wie Akne, vermehrte Körperbehaarung und Haarausfall auf. Typisch für dieses Krank-heitsbild bei Frauen sind zystische Veränderungen an den Eier-stöcken, die der Arzt durch eine Ultraschalluntersuchung fest-stellt. Es handelt sich hierbei um viele kleine Eibläschen, die in Gegenwart vieler männlicher Hormone nicht heranreifen kön-nen. Der Eisprung bleibt aus. Das PCO-Syndrom stellt auch eine häufige Ursache für unerfüllten Kinderwunsch dar.

Als Hauptauslöser verbirgt sich hinter dem PCO-Syndrom meist eine Störung des Insulinhaushaltes, die sogenannte Insu-linresistenz. Insulinresistenz bedeutet, dass das zuckerregu-lierende Hormon Insulin von den Körperzellen nicht mehr rich-tig erkannt wird – in der Folge steigt der Insulinspiegel übermäßig an. Langfristig führt die ständige Überproduktion von Insulin zur Erschöpfung der Bauchspeicheldrüse: Es entsteht schließlich Diabetes mellitus Typ 2, Herz und Gefäße werden im Zusam-menhang mit der Hyperinsulinämie häufig zusätzlich von Über-gewicht, Bluthochdruck und Fettstoffwechselstörungen bedroht. Die Insulinresistenz kann damit zu einem ernsthaften Gesund-heitsproblem werden!

Bei Angst, Aufregung und emotionalem Stress wird vom sympathischen Nervensystem Adrenalin ausgeschüttet, um das gespeicherte Glykogen als Glukose schnell aus den Zellen ins Blut zu bringen. Gleichzeitig wird viel Insulin produziert, was zur Folge hat, dass mehr Insulin ausgeschüttet wird, als der Körper benötigt. Dies wiederum führt dazu, dass die verfügbare Glukose schnell aufgebraucht wird und der Blutzuckerspiegel drastisch sinkt. Ein niedriger Blutzuckerspiegel trägt dazu bei, dass schon kleine Veränderungen in der Atmung, wie sie in Angstsituationen immer auftreten, körperliche Symptome produzieren. Es treten die typischen Symptome eines sinkenden Blutzuckerspiegels auf, die der Körper wieder durch einen massiven Adrenalinschub zu bewältigen versucht – ein Teufelskreislauf findet seinen Anfang, an dessen Ende ein chronisch belasteter Energiestoffwechsel mit PCO-Syndrom, Diabetes mellitus und sonstigen Stoffwechselerkrankungen steht.

Auch wenn eine Gewichtsnormalisierung beim PCO-Syndrom sinnvoll ist, sollte keine extreme Nulldiät durchgeführt werden, da es hierdurch zur Stoffwechselentgleisung kommen kann. Zur Gewichtsreduktion ist vielmehr ein Abbau belastender Emotionen zu empfehlen, was Ruhe und Gelassenheit vermittelt und eine Erholung des ganzen Körpers und der energieaufbauenden Stoffwechselprozesse ermöglicht.

Gewichtsreduktion wird seit Jahrzehnten erfolgreich zur Behandlung der Zuckerkrankheit beziehungsweise der Insulinresistenz eingesetzt. Untersuchungen haben gezeigt, dass eine Gewichtsreduktion und Ernährungsumstellung beim PCO-Syndrom zu einer Normalisierung der zuvor gestörten Monatszyklen führt und bei einem Teil der Patientinnen sogar ohne zusätzliche Maßnahmen eine Schwangerschaft eintritt. Entscheidend für den nachhaltigen Erfolg ist eine emotionale Verhaltensänderung in der Ernährung.

Noch eine Herzensangelegenheit von mir: eine Chance für die Zukunft unserer Kinder

Selbst bei Kindern und Jugendlichen müssen wir beobachten, dass die Neigung zu Übergewicht immer mehr zunimmt. Das vom Bundesministerium für Bildung und Forschung geförderte Kompetenznetz Adipositas kam im August 2012 zu dem Ergebnis, «dass von den 56 000 untersuchten Kindern, die aufgrund ihres Körpergewichts ärztliche Hilfe suchten, 22 000 (40 Prozent) bereits extrem adipös waren».

Hunderte Kinder und Jugendliche sind bereits so dick geworden, dass Chirurgen in einer Magenverkleinerung die einzige Chance sehen. «Wir reden hier von 15-Jährigen, die deutlich über 100 Kilogramm wiegen. Wenn Ernährungsumstellung und Sport keinen Erfolg zeigen, wiegen sie mit 35 Jahren 200 Kilo», sagte Philipp Szavay, Chefarzt und Sprecher der Deutschen Gesellschaft für Kinderchirurgie auf dem Weltkongress in Berlin.

Heute gelten rund 12 Prozent der Kinder in Deutschland, was in absoluten Zahlen 800 000 entspricht, als stark übergewichtig – nicht auszudenken, wie es in zehn oder zwanzig Jahren aussieht. Diese Entwicklung ist weltweit in all den Ländern zu beobachten, in denen der Bevölkerung Lebensmittel unbegrenzt und in verführerischer Auswahl zur Verfügung stehen und natürliche Bewegung im Alltag sowie sportliche Aktivitäten immer weiter zurückgehen. Die Ursachen sind für die Schulmedizin offensichtlich logisch: Überernährung, Fast Food, Fernsehen, Computer und Bewegungsmangel. Doch diese starre Vorstellung allen körperlichen Übels ist einfach falsch!

Nach dem Studium dieses Buches wissen Sie es besser: Auch die Seele trägt am Gewicht. Wer sich ungeliebt fühlt und Schuld- und Minderwertigkeitsgefühle im wahrsten Sinne des Wortes in sich hineinfrisst, kämpft nicht in erster Linie mit dem Übergewicht, sondern mit seinen Gedanken und Gefühlen. Doch dick zu sein nagt nicht nur am Selbstbewusstsein, es macht auch krank. Kinder können Diabetes, Bluthochdruck oder Gelenkprobleme bekommen – und der Teufelskreis schließt sich.

Die wichtigsten seelischen Störungen bei dicken Kindern sind: Depressionen, Angststörungen, psychosomatische Beschwerden, Bulimie und Binge-Eating-Störung. Als Erwachsene sind sie um ein Vielfaches gefährdeter, einen Herzinfarkt oder Schlaganfall zu erleiden.

Schuld daran ist nicht der mangelnde Wille des Kindes, sondern ein geschwächter und erstarrter Stoffwechsel, der es fest im Griff hat. Dabei reicht es nicht, sklavisch die Kalorien zu zählen oder das Kind sportlich zu foltern; man muss vielmehr die Gefangenschaft der Seele durch den Körper auflösen. Diese metabolische Dysthymie bringt unsere Kinder dazu, zu viel und zu unkontrolliert zu essen. Das biopsychosoziale Ernährungskonzept Regus lipo mit seinem Team aus Ärzten und persönlichen Ernährungsberatern ist für Kinder und Jugendliche besonders geeignet. Es nimmt die Eltern als «wohlmeinende Einpeitscher» gegenüber ihren Kindern aus der Schusslinie und initiiert eine körperliche und seelische Neuorientierung – ein neues Weltbild für mehr Gelassenheit gegenüber dem Alltag.

NACHWORT

Dieses Buch ermahnt Sie nicht mit erhobenem Zeigefinger, sich mehr zu bewegen und weniger zu essen. Es beinhaltet kein Workout für einen gestählten Körper, der dessous- und laufstegbereit ist. Es möchte Sie vielmehr bewegen, sich dem sozialen Druck, den Kränkungen und unzähligen Enttäuschungen, die tagtäglich in Familien und Partnerschaften, am Arbeitsplatz und im Bekanntenkreis geschehen, zu stellen, statt zu verdrängen und als Folge womöglich dicker zu werden.

Anstatt die moralische Keule zu schwingen und die üblichen Ratschläge zu erteilen, die angeblich helfen sollen, Übergewicht zu vermeiden, habe ich Sie sensibilisiert für eine erweiterte Perspektive auf Übergewicht. Und das heißt, für den komplexen Zusammenhang von sozial-emotional widrigen Erfahrungen in früher Kindheit, unserem Millionen Jahre alten Stresssystem und Energiestoffwechsel und unserem stresserzeugenden Denken, Fühlen und Verhalten. Denn es ist die Riesenkluft zwischen unserer Biologie und den modernen Lebensbedingungen, die maßgeblich verantwortlich ist für die psychosomatische Erkrankung Übergewicht und ihre Folgeschäden.

Die biopsychosoziale Forschung hat in den vergangenen Jahren bestätigen können, dass ungünstige psychosoziale Erfahrungen in früher Kindheit unser Stresssystem aktivieren, was gravierende Veränderungen in Anzahl und Empfindlichkeit der Stresshormone im Energiestoffwechsel verursacht und Grundlage für späteres Übergewicht und Adipositas bildet. Wer immer

noch glaubt, mit Formula-Diäten oder radikalen Abmagerungs-
kuren Übergewicht und Fettleibigkeit erfolgreich bekämpfen zu
können, ist und bleibt auf dem falschen Weg. Dass er nicht richtig
ist, zeigt die explosionsartige Zunahme von Übergewicht und
Fettleibigkeit wohl deutlich genug. Ein dysfunktionales Stresssystem kann nun einmal nicht einfach «weggehungert» werden. Um
es zur Normalisierung zurückzuführen, ist ein ganzheitlicher
Ansatz notwendig, in dem eben nicht nur Essen und Bewegung,
sondern auch die beteiligten Emotionen, das beteiligte Denken
und Verhalten eine Rolle spielen.

Ich möchte Sie ermutigen, Ihr Übergewicht als eine psychosomatische Erkrankung anzuerkennen, die in Verbindung steht mit
Ihren sozial-emotionalen Erfahrungen in Kindheit und Jugend.
Jedes überflüssige Kilogramm mag Sie an früh Erlebtes erinnern,
aber diese Erfahrungen müssen nicht zwangsläufig auch Ihre
weitere Zukunft definieren. Die Vergangenheit lässt sich durch
nichts mehr verändern, und wir sollten sie auch auf keinen Fall
schönreden. Der Punkt ist, dass wir lernen können, die Macht,
die diese Vergangenheit immer noch über uns hat, zu schmälern,
um dann *auch* Gewicht nachhaltig zu reduzieren. In einer Zeit, in
der das Thema Ernährung und umfassende Optimierung in unserem Alltag permanent präsent ist, gehört die Selbstkompetenz
zu einer überlebenswichtigen Fähigkeit.

Wenn Sie akzeptieren, was gewesen ist, hören Sie auf, dem
Erlebten emotional hinterherzurennen. Sie verschwenden Ihre
Energie nicht mehr damit, die soziale Anerkennung und Zugehörigkeit einzuklagen, die Sie früh entbehren mussten. Setzen Sie
einen akzeptablen Schlusspunkt und gewinnen Sie ein neues Bild
von sich selbst. Der Lohn ist mehr Gelassenheit und ein entspann-
ter Körper. Dahinter steht mein unerschütterlicher Glaube, dass
alles, was unser Wohlgefühl steigert und das Gefühl sozialer Ablehnung vermindert, unseren Abnehmerfolg nachhaltig fördert.

Ich hoffe, Sie haben einiges an Neuem und Nützlichem für sich entdeckt, das Sie aus eigener Kraft oder unter sachkundiger Begleitung anwenden können. Ich wünsche Ihnen den Erfolg, den Sie sich ersehnen. Wenn Sie sich für eine ärztliche und therapeutische Begleitung beim Abnehmen mit dem Ernährungskonzept Regus lipo interessieren, dann finden Sie weitere Informationen und eine Therapeutenliste unter www.reguslipo.de.

Sollten Sie noch Fragen haben, können Sie mir diese gern über folgende Adresse stellen:

Simple Power
Jägerkoppel 12
D-22393 Hamburg
E-Mail: info@simplepower.de
www.simplepower.de

DANKSAGUNG

Ich bedanke mich bei allen, die mir Ihre Sorgen, Ängste, aber auch Ideen und Gedanken offen darlegten und so zur Entwicklung dieses Buches beigetragen haben.

Bahnbrechende Konzepte brauchen Geburtshelfer: Dafür danke ich meiner Frau. Sie hat die Bedeutung sofort erkannt. Ohne ihre Unterstützung, ihren Rückhalt und ihre Geduld gäbe es heute das Ernährungskonzept Regus lipo nicht.

Ich danke sehr herzlich Frau Susanne Frank und Frau Johanna Langmaack vom Rowohlt Verlag, die mir die Möglichkeit gaben, dieses Buch zu schreiben.

Ein besonderer Dank von mir geht an Frau Evelin Schultheiß, die unermüdlich und wesentlich die textliche Gestaltung des Buches geprägt hat.

Hans-Peter Hepe

LITERATUR

Low-Carb-Rezepte

Davis, Dr. med. William: Weizenwampe. Das Kochbuch mit 120 Rezepten, München 2014.

Lenz, Claudia: Low Carb. Das 8-Wochen-Programm: Wenig Kohlenhydrate – viel abnehmen, Stuttgart 2013.

Link, Wolfgang: Low-Carb in 15 Minuten. 40 leichte Schnellrezepte zum Genießen, Lünen 2014.

Mangiameli, Franca | Lemberger, Heike: Das neue große LOGI Kochbuch. Die klügsten Alternativen zu Pizza, Pommes und Pasta, Lünen 2009.

Mangiameli, Franca: Das große LOGI-Kochbuch. 120 raffinierte Rezepte zur Ernährungsrevolution von Dr. Nicolai Worm, Lünen 2014.

Mangiameli, Franca: LOGI durch den Tag. Kombinieren Sie Ihren LOGI-Abnehmplan mit 50 Frühstücken, 50 Mittagessen, 50 Abendessen, Lünen 2014.

Schütz, Jutta: Low Carb: Für Berufstätige, Norderstedt 2013.

Ernährungsempfehlungen

Coy, Dr. Johannes F.: Die neue Anti-Krebs-Ernährung, München 2009.

Davis, Dr. med. William: Weizenwampe: Warum Weizen dick und krank macht, München 2013.

Lutz, Wolfgang: Leben ohne Brot, Gräfelfing 2007.

Worm, Dr. Nicolai: LOGI-Methode. Glücklich und schlank. Mit viel Eiweiß und dem richtigen Fett, Lünen 2014.

Worm, Dr. Nicolai: Syndrom X oder: Ein Mammut auf den Teller, Lünen 2008.

Frankenbach, Thomas: Somatische Intelligenz. Hören, was der Körper braucht, Burgrain 2014.

Volm, Christine: Rohköstliches. Gesund durchs Leben mit Rohkost und Wildpflanzen, Stuttgart 2010.

Energiestoffwechsel

Roth, Gerhard | Strüber, Nicole: Wie das Gehirn die Seele macht, Stuttgart 2014.

Haber, Paul: Leitfaden zur medizinischen Trainingsberatung. Rehabilitation bis Leistungssport, Wien 2005.

Kharrazian, Datis: Schilddrüsenunterfunktion und Hashimoto anders behandeln, Kirchzarten bei Freiburg 2014.

Wilson, Dr. med. James L.: Grundlos erschöpft? Nebennieren-Insuffizienz – das Stress-Syndrom des 21. Jahrhunderts, München 2011.

Peters, Achim: Das egoistische Gehirn. Warum unser Kopf Diäten sabotiert und gegen den eigenen Körper kämpft, Berlin 2011.

Stress und Emotionen

Storch, Maja | Krause, Frank: Selbstmanagement ressourcenorientiert, Bern 2014.

Hüther, Gerald: Biologie der Angst. Wie aus Stress Gefühle werden, Göttingen 2014.

Tschacher, Wolfgang | Hüther, Gerald | Cantieni, Benita | Storch, Maja: Embodiment. Die Wechselwirkung von Körper und Psyche verstehen und nutzen, Bern 2015.

Becker, Matthias Martin: Mythos Vorbeugung. Warum Gesundheit sich nicht verordnen lässt und Ungleichheit krank macht, Wien 2014.

Jopp, Andreas: Risikofaktor Vitaminmangel, Stuttgart 2010.

Henrichs, Dieter: Handbuch Nähr- und Vitalstoffe, Leer 2005.

Grunert, Suzanne C.: Essen und Emotionen. Die Selbstregulierung von Emotionen durch das Essverhalten, Norderstedt 1993.

Heilen und Meditation

Frank, Gunter | Storch, Maja: Die Manana-Kompetenz, München 2011.

Hepe, Hans-Peter: Heilung aus eigener Kraft. Der effektive Weg aus Krankheit, Krise und Konflikt, Hamburg 2013.

Kabat-Zinn, Jon: Gesund durch Meditation, München 2011.

Trenkle, Bernhard: Dazu fällt mir eine Geschichte ein, Heidelberg 2012.

Schnack, Prof. Dr. Gerd: Der große Ruhe-Nerv. 7 Sofort-Hilfen gegen Stress und Burnout, Freiburg im Breisgau 2012.

Wagner, Angelika C.: Gelassenheit durch Auflösung innerer Konflikte. Mentale Selbstregulation und Introvision, Stuttgart 2007.

Schmerz

Young-Eisendrath, Polly: Wenn Eltern es zu gut meinen, München 2009.

Sipos, Valerija | Schweiger, Ulrich: Therapie der Essstörung durch Emotionsregulation, Stuttgart 2012.

Plass, Angela | Wiegand-Grefe, Silke: Kinder psychisch kranker Eltern, Basel 2012.

Schleiffer, Roland: Verhaltensstörungen. Sinn und Funktion, Heidelberg 2013.

Riemann, Fritz: Grundformen der Angst, München 2009.

Butler, David S. | Moseley, G. Lorimer: Schmerzen verstehen, Heidelberg 2005.

Ein völlig neuer Ansatz zur Heilung

Mit Stress fertigzuwerden, ist kraftraubend – und so manches Mal fühlt man sich überfordert. Viele versuchen, dem täglichen Druck zu entkommen, indem sie sich abschotten, andere betäuben sich mit Alkohol oder Drogen. Doch damit verursacht man noch größere Probleme. Hans-Peter Hepe hat eine Methode entwickelt, mit der insbesondere chronisch Kranke und Schmerz- und Angstpatienten von ihren Leiden befreit werden, indem sie Verhaltensweisen ändern und sich den bislang verdrängten und krankheitsauslösenden Themen in ihrem Leben widmen. In seinem Buch leitet er zur Selbsthilfe an, damit Krankheiten gar nicht erst entstehen.

Sb 062/1 · Rowohlt online: www.rowohlt.de · www.facebook.com/rowohlt

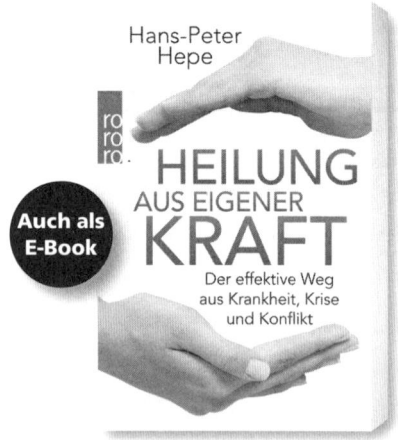

Hans-Peter Hepe

HEILUNG AUS EIGENER KRAFT

Der effektive Weg aus Krankheit, Krise und Konflikt

Auch als E-Book

rororo 60122